SHENGHUO JIJIU CHANGSHI

生活急救常识

主编 聂虎 孟晓彦

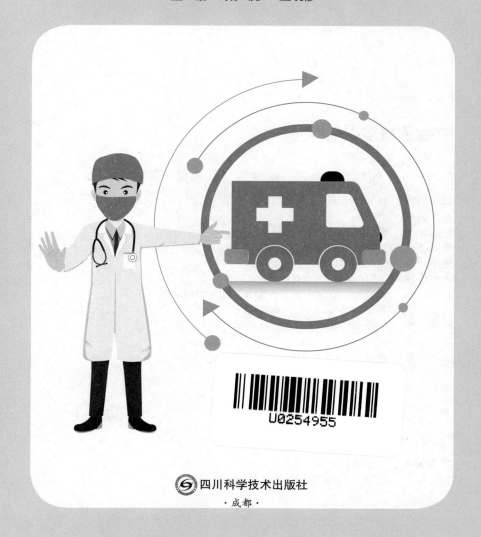

四川科学技术出版社
·成都·

图书在版编目（CIP）数据

生活急救常识 / 聂虎，孟晓彦主编 . — 成都 : 四川科学技术出版社，2023.7（2024.5 重印）

ISBN 978-7-5727-1048-3

Ⅰ . ①生… Ⅱ . ①聂… ②孟… Ⅲ . ①急救—基本知识 Ⅳ . ① R459.7

中国国家版本馆 CIP 数据核字（2023）第 124292 号

生活急救常识

主 编 聂 虎 孟晓彦

出 品 人	程佳月
策划组稿编辑	杜 宇
责 任 编 辑	周美池
封 面 设 计	象上设计
版 式 设 计	杨璐璐
责 任 出 版	欧晓春
出 版 发 行	四川科学技术出版社
地 址	四川省成都市锦江区三色路238号新华之星A座
	传真：028-86361756 邮政编码：610023
成 品 尺 寸	156mm×236mm
印 张	12 字 数 240 千
照 排	成都木之雨文化传播有限公司
印 刷	成都市兴雅致印务有限责任公司
版 次	2023 年 7 月第 1 版
印 次	2024 年 5 月第 4 次印刷
定 价	42.00元

ISBN 978-7-5727-1048-3

本书编委会

主　编

聂　虎　　孟晓彦

副主编

余海放　　张海宏　　周　越

张　卓　　李　萍

《华西医学大系》总序

由四川大学华西临床医学院 / 华西医院（简称"华西"）与新华文轩出版传媒股份有限公司（简称"新华文轩"）共同策划、精心打造的《华西医学大系》陆续与读者见面了，这是双方强强联合，共同助力健康中国战略、推动文化大繁荣的重要举措。

百年华西，历经 120 多年的历史与沉淀，华西人在每一个历史时期均辛勤耕耘，全力奉献。改革开放以来，华西励精图治、奋进创新，坚守"关怀、服务"的理念，遵循"厚德精业、求实创新"的院训，为践行中国特色卫生与健康发展道路，全心全意为人民健康服务做出了积极努力和应有贡献，华西也由此成为了全国一流、世界知名的医（学）院。如何继续传承百年华西文化，如何最大化发挥华西优质医疗资源辐射作用？这是处在新时代站位的华西需要积极思考和探索的问题。

新华文轩，作为我国首家"A+H"出版传媒企业、中国出版发行业排头兵，一直都以传承弘扬中华文明、引领产业发展为使命，以坚持导向、服务人民为己任。进入新时代后，新华文轩提出了坚持精准出版、精细出版、精品出版的"三精"出版发展思路，全心全意为推动我国文化发展与繁荣做出了积极努力和应有贡献。如何充分发挥新华文轩的出版和渠道优势，不断满足人民日益增长的美好生活需要？这是新华文轩一直以来积极思考和探索的问题。

基于上述思考，四川大学华西临床医学院/华西医院与新华文轩出版传媒股份有限公司于2018年4月18日共同签署了战略合作协议，启动了《华西医学大系》出版项目并将其作为双方战略合作的重要方面和旗舰项目，共同向承担《华西医学大系》出版工作的四川科学技术出版社授予了"华西医学出版中心"铭牌。

人民健康是民族昌盛和国家富强的重要标志，没有全民健康，就没有全面小康，医疗卫生服务直接关系人民身体健康。医学出版是医药卫生事业发展的重要组成部分，不断总结医学经验，向学界、社会推广医学成果，普及医学知识，对我国医疗水平的整体提高、对国民健康素养的整体提升均具有重要的推动作用。华西与新华文轩作为国内有影响力的大型医学健康机构与大型文化传媒企业，深入贯彻落实健康中国战略、文化强国战略，积极开展跨界合作，联合打造《华西医学大系》，展示了双方共同助力健康中国战略的开阔视野、务实精神和坚定信心。

华西之所以能够成就中国医学界的"华西现象"，既在于党政同心、齐抓共管，又在于华西始终注重临床、教学、科研、管理这四个方面协调发展、齐头并进。教学是基础，科研是动力，医疗是中心，管理是保障，四者有机结合，使华西人才辈出，临床医疗水平不断提高，科研水平不断提升，管理方法不断创新，核心竞争力不断增强。

《华西医学大系》将全面系统深入展示华西医院在学术研究、临床诊疗、人才建设、管理创新、科学普及、社会贡献等方面的发展成就；是华西医院长期积累的医学知识产权与保护的重大项目，是华西医院品牌建设、文化建设的重大项目，也是讲好"华西故事"、展示"华西人"风采、弘扬"华西精神"的重大项目。

《华西医学大系》主要包括以下子系列：

①《学术精品系列》：总结华西医（学）院取得的学术成果，学术影响力强。②《临床实用技术系列》：主要介绍临床各方面的适宜技术、新技术等，针对性、指导性强。③《医学科普系列》：聚焦百姓最关心的、最迫切需要的医学科普知识，以百姓喜闻乐见的方式呈现。④《医院管理创新系列》：展示华西医（学）院管理改革创新的系列成果，体现华西"厚德精业、求实创新"的院训，探索华西医院管理创新成果的产权保护，推广华西优秀的管理理念。⑤《精准医疗扶贫系列》：包括华西特色智力扶贫的相关内容，旨在提高贫困地区基层医院的临床诊疗水平。⑥《名医名家系列》：展示华西人的医学成就、贡献和风采，弘扬华西精神。⑦《百年华西系列》：聚焦百年华西历史，书写百年华西故事。

我们将以精益求精的精神和持之以恒的毅力精心打造《华西医学大系》，将华西的医学成果转化为出版成果，向西部、全国乃至海外传播，提升我国医疗资源均衡化水平，造福更多的患者，推动我国全民健康事业向更高的层次迈进。

《华西医学大系》编委会

2018 年 7 月

序 言

　　随着社会的进步与发展，人们对健康生活的美好需要日益增加。然而，在现实生活中，各种意外伤害或者突发疾病可能时有发生。面对这些突发情况，及时而正确的急救处理是增加救治成功率、改善疾病预后的首要环节。但是，在这些分秒必争的紧急时刻，医务人员的急救服务虽然专业，但却往往远水难解近渴；而长时间以来各种漫天"谣传"式的非专业急救知识则会给人们造成严重的误导。普及正确的急救常识和技能，帮助普通大众形成正确的急救思维，成为破解这一难题最重要的手段。

　　本书作为《华西医学大系》医学科普系列之一，由来自四川大学华西医院的急救专家精心编写而成。编者秉承华西人的"平民情感"，力图将专业的医学知识尽可能广泛地服务于普通民众。因此，本书围绕生活中各种常见的紧急情况，以案例讲解的形式，通过精美的图示，详细介绍了相关急救的基本常识与急救技巧，要点精炼，内容浅显，实用性强，适合学习和推广。

　　本书的编写工作得到了四川大学校友基金会的资助，全书的编写都是各位编者利用繁忙工作之余的休息时间不懈努力而成，也有赖于插图团队的全力付出，以及与编者团队的沟通与配合。在此向所有为本书成功出版付出努力的各位成员及在他们身后默默奉献的家人们致以衷心的感谢！现代医学知识更新迭代迅速，希望本书能够为广大急救知识的学习者提供最新的参考。

四川大学华西医院

聂　虎　孟晓彦

目录

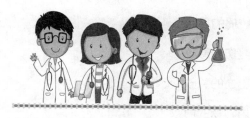

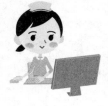

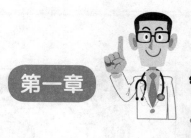

第一章　气道异物的急救

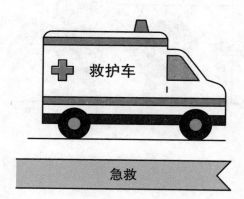

救护车

急救

发生场景

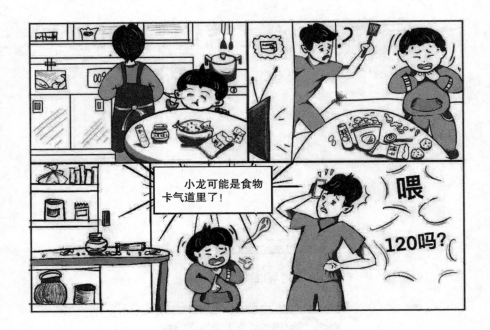

问题：小龙最有可能发生了什么情况呢？

答：最有可能发生的情况是食物卡在气道里了。

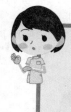

即使打了120，医务人员到达现场也需要一段时间。在等待的这段时间里，患者随时可能因为缺氧而导致严重后果，那第一时间我们能做些什么呢？让我们一起来学习一下气道异物的现场急救方法吧。

1. 发生气道异物时最常见的表现是什么？

◆突然发生的呼吸窘迫，可以表现为呛咳、发绀、张口呼吸、吸气性喉喘鸣等。

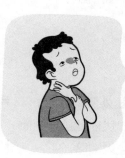

◆如果进入气道的异物较大，或者较小的异物进入了气道更深处，使气道完全堵塞，就会出现"三不症状"（不能咳嗽、不能呼吸、不能发声），接着会出现面部青紫、烦躁不安，大脑会严重缺氧，意识丧失，心跳很快随之停止。

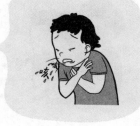

2. 发生气道异物后，正确的现场急救方法是海姆立克法。那么，具体方法该如何实施呢？

1）针对成人及1岁以上儿童

如果患者是清醒的：
◆施救者站在或者跪在患者身后，将双手环抱在患者腰部。

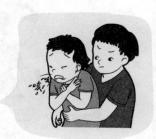

3

◆一手握拳，将握拳这只手的拇指虎口侧紧抵住患者肚脐以上、胸骨以下的腹部正中线上，另一只手握住握拳的手。

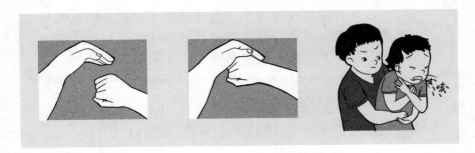

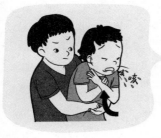

◆向上快速地按压患者的腹部，反复快速地按压，直至异物排出。

如果患者不清醒：

◆患者取仰卧位，施救者两腿分开跪在患者大腿外侧地面上，双手叠放，用手掌根部顶住胸骨中下部，进行冲击性地、快速地按压。

◆打开下颌，如异物已被冲出，迅速从患者口腔内清除。

◆重复压迫5次，患者如果仍然无意识或未有异物排出，应立即评估呼吸、脉搏，必要时给予心肺复苏（心肺复苏具体方法见第十章）。

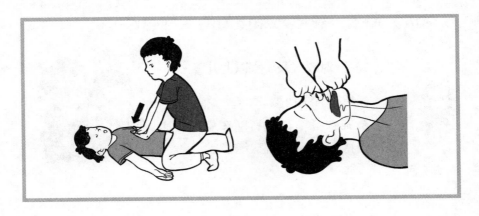

清醒患者自救：

一手握拳后，另一只手掌抓住握拳的手，快速冲击上腹部，或用圆角或椅背快速挤压腹部。在这种情况下，任何钝角物件都可以用来挤压腹部，使异物排出。

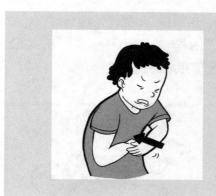
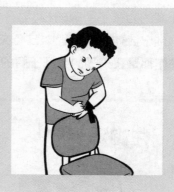

2）1岁以下儿童（婴儿）

◆把孩子抱起来，一只手握住孩子面颊后侧，手臂贴着孩子的前胸，另一只手托住孩子后颈部，让其脸朝下，趴在施救者膝盖上。

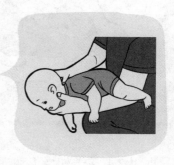

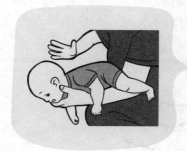

◆用手掌根部在孩子背上拍击5次，观察孩子是否将异物吐出。

如果拍背5次不能将异物排出，就应转变为压胸法急救。

方法是：

（1）托住孩子的头和后颈部，让其仰卧在施救者的前臂上，孩子的头朝上，急救员用手支撑孩子的头颈部，然后另一只手的中指和食指放在孩子胸廓上两乳头连线的正中位置，快速按压。按压力度不能太小，深度约为孩子胸廓的1/3或者1/2，重复按压5次，大约1秒1次，直至异物排出。如果发现异物已经在孩子的唇边，要小心将其取出，**以上所有动作都是在孩子的头低于胸的情况下完成的。**

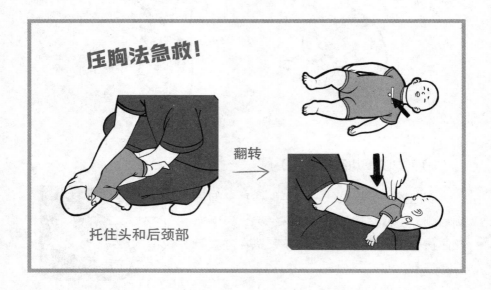

压胸法急救！

托住头和后颈部

翻转

（2）孩子如果仍然无意识或异物未排出，应立即评估呼吸、脉搏，给予心肺复苏（由急诊专业医务人员操作）。

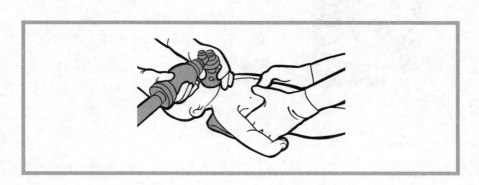

3. 气道异物是最常见的儿童意外伤害之一，最重要的应该是做好预防，避免意外发生。那么，在日常生活中我们应如何预防气道异物发生呢？

避免给5岁以下的幼儿吃整粒的花生、瓜子、豆子、葡萄、果冻等容易堵住气道的食物。

儿童在玩耍的时候，可能突然就会把不知名的东西放入口、鼻内，所以不要给儿童能放入口、鼻内的小玩具，并要注意玩具上是否有小小的装饰品、是否容易脱落等。另外，家里的小物件，如扣子、硬币、珠子、棋子等，要放到儿童拿不到的地方。

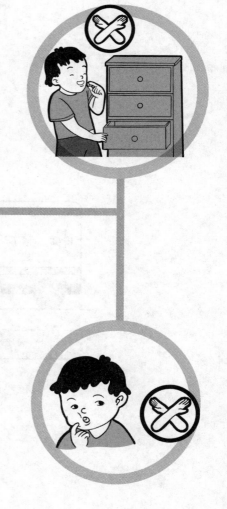

儿童气道异物常发生于患儿口中含物同时哭闹或嬉笑的时候，所以家长应教育孩子不要将食物或玩具含在口内玩耍；让孩子进食时注意力要集中，不要嬉笑、哭闹、跑动；不要在进食时打骂孩子；要培养孩子良好的饮食习惯，以免在哭笑、跌倒时将异物吸入气道。

宝宝约6个月大时开始出牙，但此时吞咽功能尚未发育完善，很容易造成吞入的食物进入气管，所以切忌过早给予辅食。

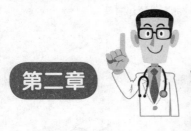

第二章 癫痫与小儿热性惊厥的**急救**

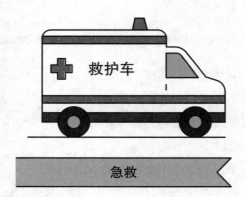

救护车

急救

一、癫痫

发生场景

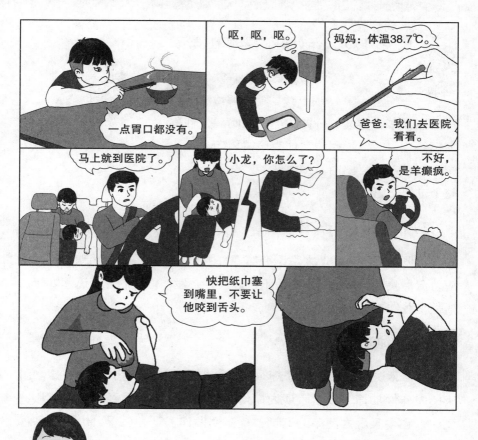

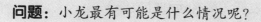

问题: 小龙最有可能是什么情况呢?

答: 癫痫发作。癫痫也就是老百姓常说的"羊癫疯"。以上场景里往嘴里塞纸是错误的急救方法。

9

癫痫发作最常见的表现和正确的现场处理方法是什么呢？

表现：

1）大发作（强直－阵挛性发作）

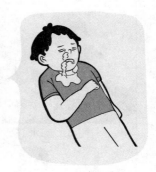

突然意识丧失，尖叫并跌倒，面色青紫，两眼上翻。随后很快出现全身抽搐阵挛，持续数分钟或更长时间后，抽搐突然停止。发作过程中常伴有牙关紧闭，大小便失禁，口鼻喷出白沫或血沫，发作后患者对整个过程无记忆。

2）小发作（失神发作）

常见于儿童，表现为意识突然短暂中断，停止原来的活动，呼之不应，双目凝视。持续时间一般不超过30秒，发作停止后意识迅速恢复，对整个发作过程无记忆。

3）单纯部分性发作

不伴意识障碍。发作时表现可以为一侧口角、手指或足趾、足部肌肉的发作性抽搐，或者表现为口角、舌部、手指或足趾的麻木感和针刺感，也可表现为简单的幻觉；精神性发作表现为恐惧、忧郁、各种错觉等。

4）复杂部分性发作（精神运动性发作）

发作起始可能有错觉、幻觉等精神症状，发作时病人可能做一些无意识的动作（称自动症），如吸吮、舔唇、抚摸衣扣等，甚至突然外出、大吵大闹、脱衣、跳楼等。

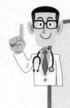

任何一类癫痫发作若连续或反复发作之间意识不完全恢复者称为癫痫持续状态。如果发作持续30分钟以上不能自行停止，可引起患者不可逆性的脑损伤，致残和致死率高。

处理方法：

1）大发作

患者大发作时我们能做什么：

◆防止患者受伤（除去患者附近可能造成损伤的物体）。

◆在患者头部下面垫上柔软物体。

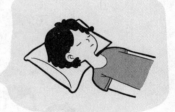

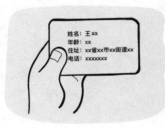

姓名：王xx
年龄：xx
住址：xx省xx市xx街道xx
电话：xxxxxxx

◆寻找患者身上有无随身携带的癫痫病史标识或卡片，它们可能会提供癫痫患者信息和指导急救的紧急施救办法。

◆记录抽搐的持续时间。

◆一旦抽搐停止，尽量轻柔地将患者翻转至侧卧位。

◆等待患者完全清醒后再离开。

◆施救者要保持镇定，避免恐惧和焦虑。

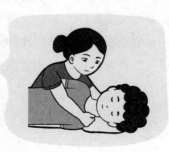

患者大发作时我们不能做什么：

◆ 强行限制患者的抽搐。

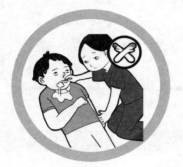

◆ 往患者口中放任何物体。

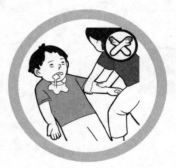

◆ 试图移动他们（除非他们处于危险环境之中）。

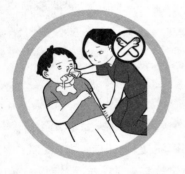

◆ 发作时给患者喂水或食物。

什么时候应该呼叫救护车呢？

◆ 明确知道这是患者的第一次抽搐发作。

◆ 抽搐持续时间超过5分钟。

◆ 两次大发作间期意识没有恢复。

◆ 癫痫发作时受伤，比如摔倒。

◆ 患者有其他需要紧急医疗监护的情况。

2）小发作

患者小发作时我们能做什么：

◆引导患者远离危险（如道路或水池等）。

◆等待患者完全清醒后再离开。

◆施救者保持镇定，避免恐惧和焦虑。

◆安抚患者情绪，向患者解释发作经过。

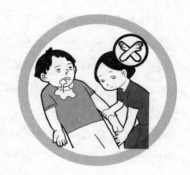

患者发作时我们不能做什么：

◆限制患者活动，或试图使患者抽搐的肢体恢复平直。

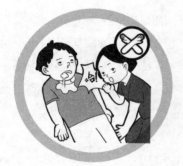

◆可能会惊吓到患者的行为，例如突然移动或向患者喊叫。

◆发作时给患者任何食物。

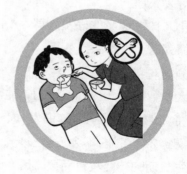

什么时候应该呼叫救护车？

◆明确知道这是患者第一次发作。

◆癫痫发作持续超过5分钟。

◆患者在癫痫发作时受伤。

◆患者有其他需要紧急医疗监护的情况。

二、小儿热性惊厥

 小儿热性惊厥是儿童时期最常见的神经系统疾病。由于患儿发作时会有类似癫痫发作的症状，常常使家长非常紧张，因此，我们需要了解以下几点：

小儿热性惊厥的典型体征和症状

包括意识丧失、呼吸困难、脸色苍白或发蓝、口吐白沫、眼睛翻白、凝视不动、全身或局部抽搐，以及胳膊和腿抽动。癫痫发作后，儿童可能烦躁、困惑或嗜睡，但大约30分钟后可完全恢复。

病因与诱因

顾名思义，小儿热性惊厥通常发生在儿童体温超过38℃时。但是，儿童也可能在疾病期间的任何时刻发作，体温的高低不一定是症状发作与否的关键因素。因为，即使在今天，小儿热性惊厥的发病机制还不是完全清楚。上呼吸道病毒感染、皮疹、急性中耳炎、泌尿道感染和疫苗接种后的发热反应是最常见的诱发因素，不同人种的发病率也不同，而且有研究甚至发现了一些和遗传基因有关的家族因素。

好发人群

小儿热性惊厥的好发人群为6个月至6岁的小儿，一般6岁后由于大脑发育完善，发病率会下降。

分类与特点

大多数的小儿热性惊厥为单纯性热性惊厥（约占70%），表现为无局灶特征的全身性强直阵挛发作，发作时间持续不到10分钟，可以自发缓解，24小时内不会反复发作。单纯性热性惊厥预后良好，通常不会产生长期的神经发育后果。因此，作为家长应该正确认识，避免过度焦虑。

单纯热性惊厥的诊断需要排除中枢神经系统感染及其他神经系统损伤。如果患儿的惊厥发作伴随有一侧身体或肢体的局部症状，发作持续时间超过十分钟，24小时内发生两次或两次以上，发作1小时后精神状态不能完全恢复，发作后有其他神经系统症状，或者在发作后，发作累及部位出现一过性肌力减弱或瘫痪，或者热性惊厥不断发作甚至需要抗惊厥药物来中断发作，这些就属于复杂性热性惊厥。

处理原则

对于单纯性热性惊厥，如果患儿临床状况良好，引起发热的感染源明确，可以于发作后6小时在急诊室观察一段时间后出院。大多数热性惊厥发作是短暂的，会自行终止，不需要使用抗癫痫药物进行长期治疗。在急性期，治疗的目的是查明发热的根本原因并对症处理。尤其是要通过鼓励儿童喝水来确保充分的水合作用。使用退烧药可以帮助缓解感染发热引起的不适，但需要明确的是，退烧药并不能降低热性惊厥发生及复发的风险。

对于持续5分钟以上的癫痫发作、反复发作，需要在医生指导下服用药物。发热性癫痫持续状态是指发作持续时间大于20分钟，通常需要使用抗惊厥药物来治疗。

同时，在评估热性惊厥患儿时，能识别出哪些是危险信号很重要。这有助于决定是否需要进一步的处理。当患儿出现以下危险体征和症状时：癫痫发作时间延长，出现复杂热性惊厥，存在神经系统残留表现（如Todd瘫）、怀疑存在严重感染、感染来源不明、患儿年龄不足18个月、存在癫痫复发风险，且家长或照顾者无法在惊厥发生后立即提供处理时，应及时就医。

哪些情况属于复发高风险的小儿热性惊厥？

识别复发高风险的儿童的预测因素包括发病年龄小、一级亲属有高热惊厥家族史、高热惊厥反复发作史和高热惊厥发作时发热程度较低。此外，癫痫家族史、神经发育异常和高热惊厥发作时发热程度较低是高热惊厥儿童后期癫痫发作的预测因素。

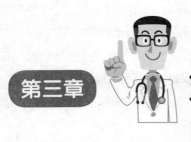

第三章 支气管哮喘的 **急救**

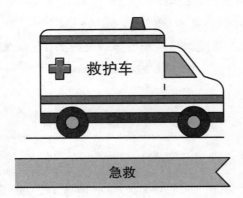

发生场景

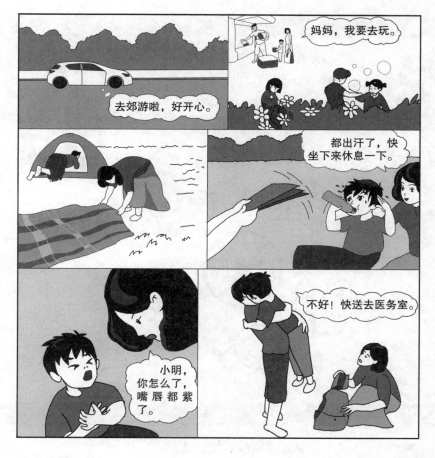

问题：小明最有可能是什么情况呢？

答：最有可能是支气管哮喘发作。

支气管哮喘最常见的表现和正确的现场处理方法是什么呢？

表现：

反复发作性的喘息、气促，可能有胸闷或咳嗽症状，多发生于夜间及清晨，常与接触过敏原、冷空气、物理及化学性刺激，以及上呼吸道感染等有关。

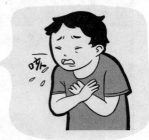

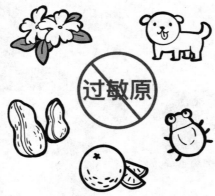

过敏原

处理方法：

（1）脱离过敏原是防治支气管哮喘最有效的方法。

（2）保持镇定，安慰患者。

（3）帮助患者采取舒适的姿势。

（4）帮助患者取到患者本人治疗支气管哮喘的常备药物。

（5）观察患者的情况和用药后的反应。

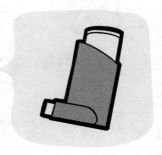

（6）如果症状未能改善，应立即拨打急救电话。

（7）如果患者丧失意识，但还有呼吸，应立即将其体位置于侧卧位。

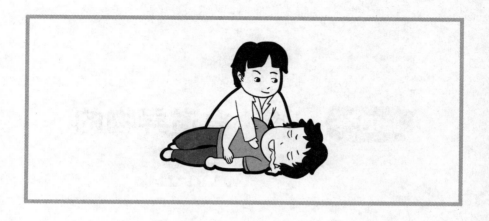

（8）如果患者没有自主呼吸，按照心肺复苏程序进行处理（详细步骤见第十章）。

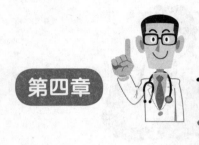

第四章 食道异物的 急救

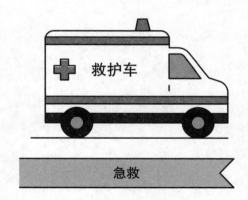

救护车

急救

发生场景

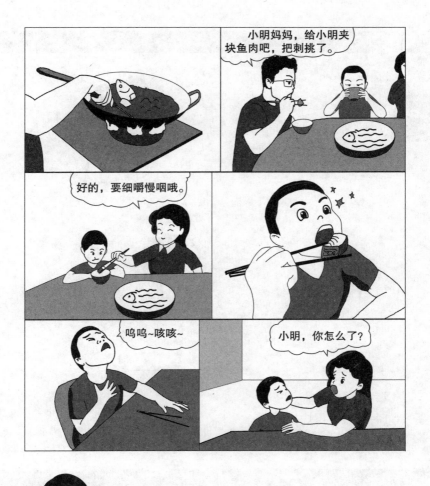

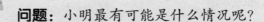

问题：小明最有可能是什么情况呢？

答：食道异物。

1. 食道异物最常见的表现和正确的现场处理方法是什么呢？

表现：

（1）吞咽困难。

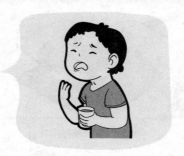

（2）异物梗阻感。

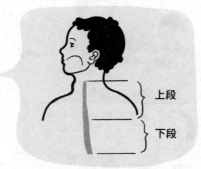

上段

下段

（3）疼痛。

（4）反酸、胃灼热。

（5）呼吸困难、咳嗽、发绀等。呼吸道症状多见于婴幼儿。

处理方法：

发生食道异物时我们应该：

◆保持镇定。

◆观察有无呼吸困难的表现，如果有，尝试采取海姆立克法（见第一章），并即时拨打急救电话。

◆尽可能明确异物的种类及发生时间。

◆及时就医。

不应该：

◆催吐。

◆吞食食物强行咽下。

◆喝醋。

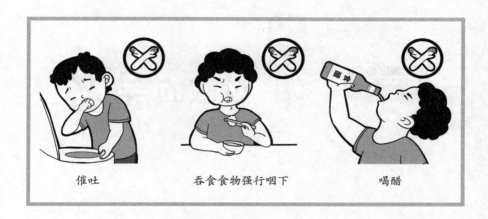

催吐　　　　　　吞食食物强行咽下　　　　　　喝醋

2. 日常生活中，预防食道异物发生最重要。那么，我们应该如何预防呢？

（1）养成良好的进食习惯，进食时不要嬉戏、打闹。

（2）损坏的假牙应及时修复，以免进食时松动脱落。

（3）纠正儿童口含小玩物的不良习惯。

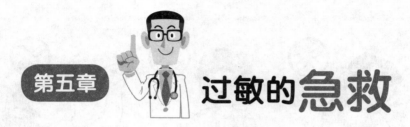

第五章 过敏的**急救**

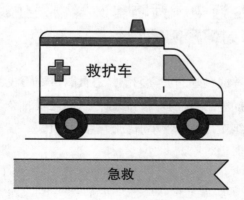

救护车

急救

发生场景

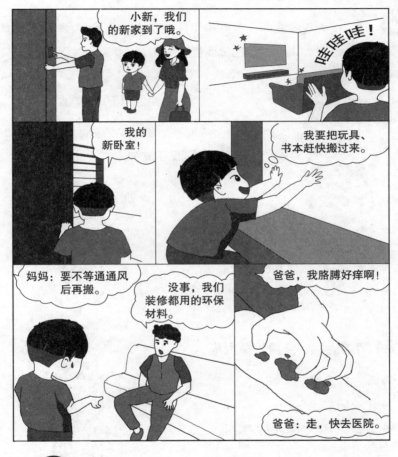

问题：小新最有可能是什么情况呢?

答：过敏。

1. 过敏最常见的表现是什么呢?

1）轻度症状

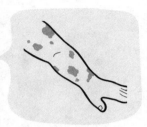

◆皮肤发痒，荨麻疹（即皮肤上凸起的、瘙痒的红色风团样皮疹）。

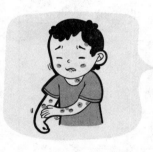

◆面部、眼睑、耳部、双手或双足皮肤发红或肿胀。

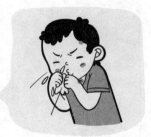

◆眼部瘙痒、流泪或肿胀。
◆流鼻涕或打喷嚏。

2）严重症状，全身过敏反应

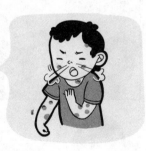

◆喉部肿胀。
◆呼吸困难、气喘。
◆恶心、呕吐或腹痛、腹泻。

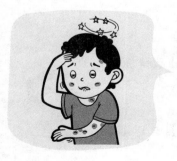

◆感觉头晕或昏倒。
◆严重者可能导致死亡。

2. 出现过敏的处理方法有哪些呢?

◆无论是食物还是药物过敏,都应该立即停用可疑的致敏物质。

◆出现上述严重或全身性过敏反应时,应该及时到医院就诊。

◆如果患者丧失意识,但还有呼吸,应立即将其体位置于侧卧位,并尽快联系急救人员。

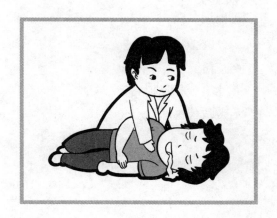

◆如果患者没有自主呼吸,按照心肺复苏程序进行处理(详见第十章)。

◆既往有严重过敏反应病史的患者可随身携带急救药物及装备。如肾上腺素自助注射器。

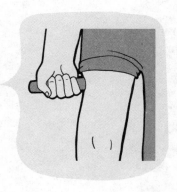

3. 生活中常见的过敏原有哪些呢?

◆ 奶以及奶制品,如冰激凌或奶油等。

◆ 蛋类。

◆ 小麦。

◆ 大豆。

◆ 花生。

◆ 坚果,如杏仁或腰果。

◆ 鱼肉。

◆ 贝类、虾。

◆ 芝麻。

◆ 花粉。

◆ 油漆、乳胶制品等。

◆ 致敏药物。

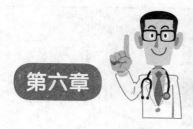

第六章 中暑的急救

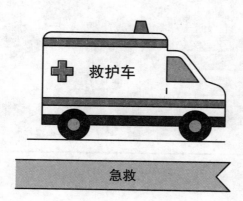

救护车

急救

发生场景

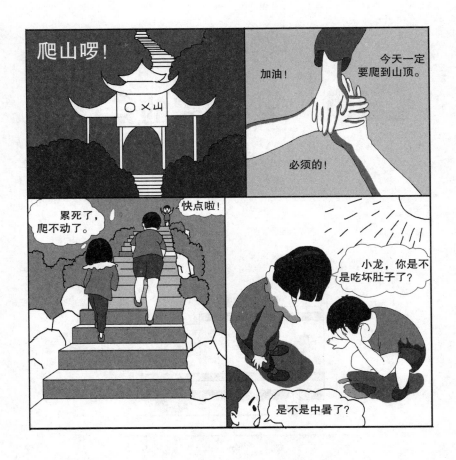

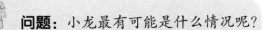
问题：小龙最有可能是什么情况呢？

答：中暑。

1. 什么是中暑呢?

　　中暑是人体在高温和/或高湿环境中,由于体温调节中枢功能障碍和汗腺功能衰竭,引起机体水、电解质丢失过多伴不同程度器官功能障碍或衰竭的一种病理状态。

2. 哪些人容易发生中暑呢?

　　◆婴幼儿、老年人。
　　◆心血管疾病、糖尿病、感染性疾病病人。
　　◆在高温、通风不良环境下较长时间活动、作业者。
　　◆孕产妇。
　　◆肥胖者。
　　◆某些特殊药物（抗胆碱能药、利尿剂、肾上腺素能药物）使用者。

3. 中暑常见的表现有哪些呢?

　　（1）先兆中暑:口渴、乏力、多汗、头晕、目眩、耳鸣、头痛、恶心、胸闷、心悸、注意力不集中等表现,体温可正常或轻度升高,不超过38℃。

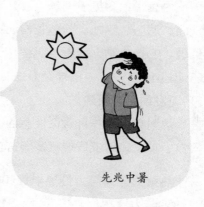

先兆中暑

（2）轻度中暑：可能出现面色潮红、苍白、烦躁不安、表情淡漠、恶心、呕吐、大汗淋漓、皮肤湿冷、体温轻度升高等症状。

（3）重度中暑：抽搐、昏迷等神经系统表现，或高热，可危及生命。

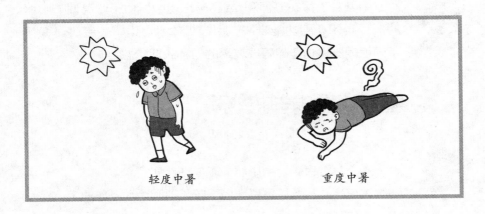

轻度中暑　　　　　　　　　　重度中暑

重度中暑一般又分为三类：

热痉挛：可以是热射病的早期表现，多见于青壮年，常发生于高温环境下强体力作业或运动时。表现为四肢、腹部、背部的肌肉痉挛和疼痛，常发生于腓肠肌，呈对称性和阵发性，也可出现肠痉挛性剧痛。病人意识清楚，体温一般正常。

热衰竭：多见于老年人、儿童和有慢性疾病的人群。表现为头晕、头痛、恶心、呕吐、脸色苍白、皮肤湿冷、大汗淋漓、呼吸增快、脉搏细数、心律失常、晕厥、肌痉挛、血压下降等。体温正常或略高，一般不超过40℃，若中枢神经系统损害不明显，病情轻而短暂者称为热晕厥，可发展为热射病。

热射病：是一种致命性急症。出现高热（直肠温度≥41℃）、行为异常、神志障碍或昏迷和多器官功能障碍等。

热射病分为劳力性热射病和非劳力性热射病两种类型：

①劳力性热射病多见于健康年轻人，常在重体力劳动、体育运动或军训时发病，表现为多汗或无汗、高热、抽搐或昏迷，心率为160～

180次/分。此种病人常死于多器官功能障碍或衰竭。②非劳力性热射病多见于年老体弱和慢性疾病病人，表现为谵妄、昏迷、癫痫发作和各种行为异常，继而高热、昏迷、呼吸急促（频率60次/分）、皮肤干热无汗、瞳孔对称缩小、低血压、心律失常、心力衰竭、肺水肿。多在发病后24小时左右死亡。

4. 发生中暑后，正确的处理方法有哪些呢？

（1）移：移到通风、阴凉、干燥地带。

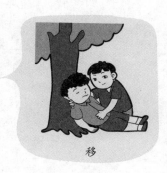

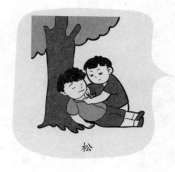

（2）松：解开衣领，脱去或松开外套。

（3）扇：体温升高者可用扇扇子等方式物理降温。

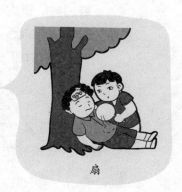

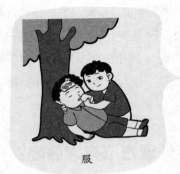

（4）服：补充水分或含电解质的饮料。

服

（5）送：重度中暑，寻求帮助，拨打120尽快送入医院。

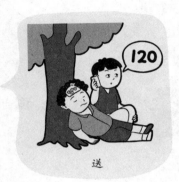

送

5.怎样才能避免中暑呢？

（1）避免长时间待在潮湿、闷热或通风不良的环境下工作、学习和生活：

◆保持室内通风。

◆最适宜的室内空调温度：27~28℃，不应低于24℃，室内外温差小于5℃。

（2）高温时段（室外≥32℃）应尽量留在室内并保持通风。

（3）如果必须要外出，则需注意：

◆出行尽量避开10:00~14:00日照最强的时间段。

◆出行时备好防晒用品（遮阳伞/帽子、墨镜、防晒霜等）。

◆着宽松透气的浅色衣物。

◆随身携带饮用水及防暑药物藿香正气水、风油精。

（4）运动注意循序渐进，如有不适及时停止。

（5）补充水分/电解质：

◆夏日适当增加饮水量。

◆定时饮水，不能渴了猛喝水。

◆出汗多时可以补充淡盐水及含钾饮料。

◆避免饮用含乙醇或大量糖分的饮料。

（6）保持充足睡眠、劳逸结合。

（7）饮食：

◆少吃多餐，忌辛辣油腻。

◆远离香烟及含咖啡因等的饮料。

◆多吃补水、清热消暑的瓜果蔬菜。

◆补充蛋白质、维生素和钙。

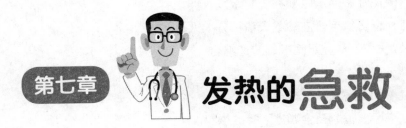

第七章　发热的**急救**

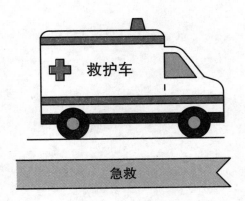

救护车

急救

发生场景

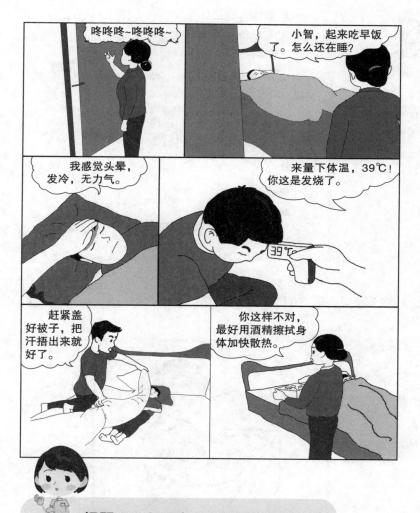

问题：小智最有可能是什么情况呢？

答：发热，就是我们口中常说的"发烧"。以上场景里"盖被子捂汗"与"酒精擦拭"都不是我们推荐的处理方法。

1. 发热时正确的处理方法有哪些呢?

（1）多次、准确测量体温。

（2）记录各个时间点的体温。

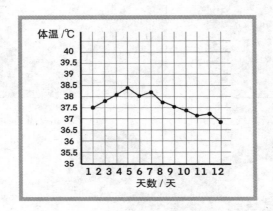

（3）家里有条件的话，可以测量患者的脉搏、血压。

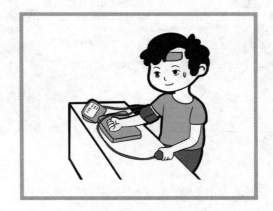

（4）关注有无畏寒、寒战、咳嗽、咳痰、腹泻、呕吐、尿频、尿急、头痛等不适。

（5）一般的发热可以不处理，高热和超高热需要处理。

（6）物理降温方法：

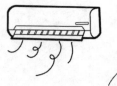
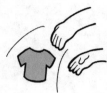

◆增加散热：低温环境、减少衣服。

◆增加对流：通风环境。

◆增加传导：冰袋、冰毯。

◆增加蒸发：温水擦浴。

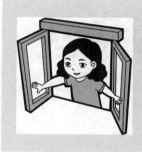
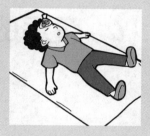
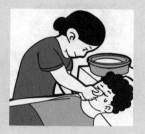

（7）药物降温方法：非甾体类抗炎药（对乙酰氨基酚、洛索洛芬钠片等）。

如果去医院就诊，需要向医生提供以下信息：

◆ 发热开始的时间、季节、起病缓急、程度、频率、诱因、加重及缓解因素。
◆ 伴随症状、诊治经过。
◆ 旅行史、动物接触史、传染病接触史、毒物接触情况、职业特点等。

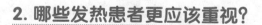

2. 哪些发热患者更应该重视？

◆高龄患者。

◆有基础疾病的患者。

◆孕产妇。

◆婴幼儿。

◆持续高热或超高热患者。

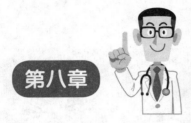

第八章 腹泻的急救

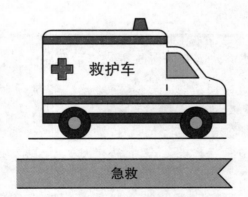

发生场景

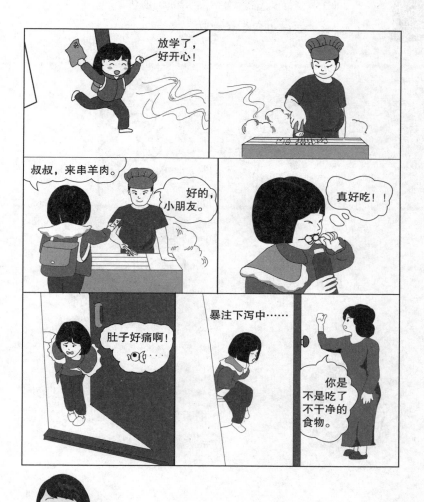

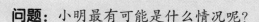

问题：小明最有可能是什么情况呢？

答：腹泻，也就是我们常说的"拉肚子"。

1. 发生腹泻后正确的处理方法有哪些呢?

（1）饮用大量含水、盐和糖的液体。

（2）尝试进食少量食物。

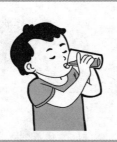
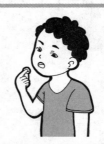

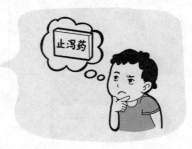

（3）谨慎使用止泻药。

止泻药

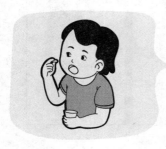

（4）感染性腹泻者需要使用抗生素治疗，如自己无法判断则需到医疗机构就诊。

2. 何时应该去医院就诊?

（1）青少年或成人超过两天症状仍未好转，或者24小时内已解稀便超过6次。

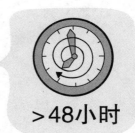

>48小时

（2）小于1岁且不愿进食任何东西。

（3）大便呈黑色或带血、带有黏液。

（4）体温超过38℃。

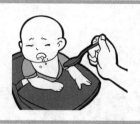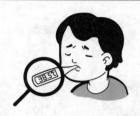

（5）有明显腹痛。

（6）年龄大于或等于70岁。

（7）使用抗生素后发生腹泻。

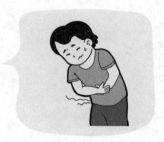

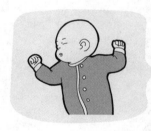

（8）婴幼儿患者出现无精打采的状态，且对外界刺激没有反应。

3. 腹泻的时候我们需关注哪些问题呢？

（1）关注腹泻的次数，大便的形状、颜色、量，大便中有无黏液、鲜血以及脓液。

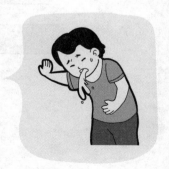

（2）有无伴随其他不适症状，如：发热、腹痛、呕吐。

（3）注意是否存在脱水表现：如感到非常疲倦，口渴，口舌干燥，尿量减少，甚至4~6小时无尿，尿色变深，肌肉酸痛或痉挛，头晕，婴幼儿哭时无泪。

（4）注意身边吃同样食物的人是否有类似的情况。

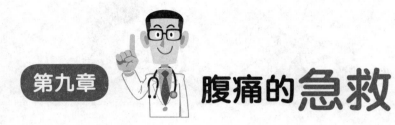

第九章 腹痛的急救

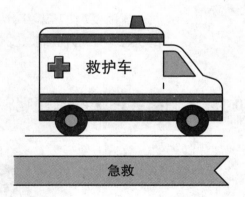

发生场景

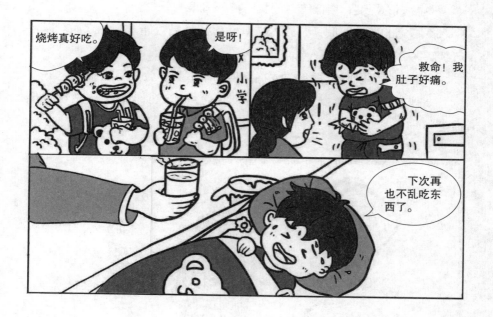

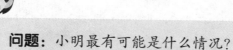

问题：小明最有可能是什么情况？

答：腹痛，也就是我们常说的"肚子痛"。

发生腹痛后正确的处理方法有哪些呢?

首先，我们可以仔细观察自己腹痛的特征，包括：

◆腹痛的部位：左侧腹部、右侧腹部、上腹部、下腹部，以及腹痛的位置有无改变。

◆腹痛的性质：绞痛、刀割样疼痛、钝性疼痛或其他性质的疼痛。

◆腹痛的程度：自己能否耐受；疼痛程度有无加重。

◆腹痛的持续时间：是否为持续性疼痛；是否痛一会儿之后可以自行缓解。

◆加重或缓解的因素：关注在何种情况下腹痛会加重或缓解。

◆伴随的其他症状：有无发热、恶心、呕吐、腹泻、便秘、便血等。

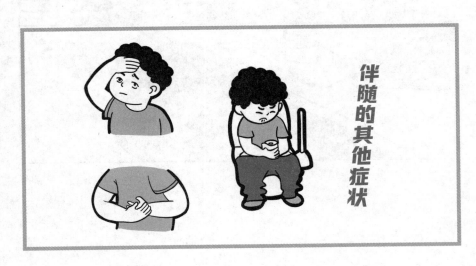

伴随的其他症状

其次，关于腹痛的处理，我们可以先自行尝试以下的步骤：

◆热敷：用热水袋热敷可能可以缓解胃肠道痉挛所致的腹痛。

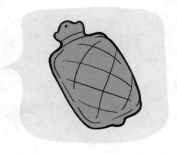

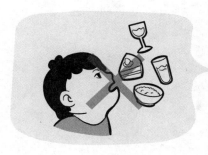

◆暂时不要吃东西、喝水。

注意事项：

◆不要自行随意用药，尤其是各种止痛药。

◆对于儿童、老年人，我们更应该警惕。

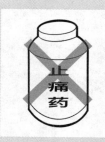 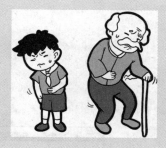

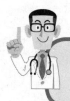

　　如果按以上步骤不能缓解，或者难以确定腹痛原因时，应及时到医院就诊。

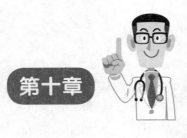

第十章　心脏骤停的
急救

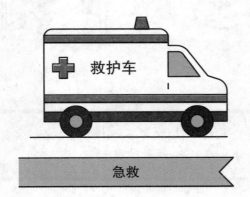

救护车

急救

发生场景

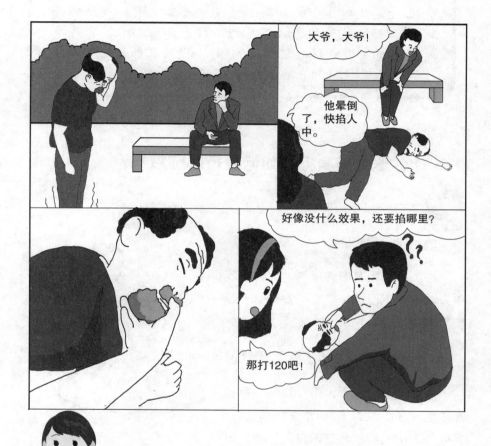

问题： 突发晕倒可能是什么原因？对晕倒患者掐人中是正确的处理方式吗？

答： 在日常生活中，我们常常听说有人突发晕倒而猝死的情况，实际上，突发晕倒最危险的原因就是心脏骤停。对晕倒患者掐人中不是正确的处理方式。

很多人都认为治病救人应该是医生的事，然而救护车从接到救援指令到到达事发现场，往往都需要超过15分钟的时间，这对患者来说是非常致命的。对生命的救助应该是从患者倒下那一刻就开始，而不是等到急救人员到达后才开始。心脏骤停后患者的抢救最佳时机只有5分钟，现场立即开始心肺复苏急救是挽救患者的重要机会。

什么是心肺复苏？如何进行心肺复苏？

下面我们一起来学习正确的心肺复苏方法吧！

1）判断环境安全

当发现现场有患者晕倒，此时应该首先观察一下现场环境是否安全，不要贸然进入不安全的环境施救。

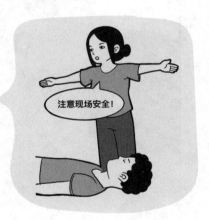

注意现场安全！

2）判断患者意识反应及呼吸状况

面对晕倒的患者，首先要确认患者是否出现了心脏骤停。心脏骤停的患者首先表现出的症状是意识丧失，随之出现呼吸停止。因此我们判断患者晕倒是否出现心脏骤停就要从意识和呼吸这两个方面来进行。

那如何判断意识和呼吸呢？我们需要拍打患者双肩，在患者左右耳边大声呼喊，看看患者是否有反应，同时要注意观察患者胸廓是否有明显的、规律的起伏（这是正常呼吸的主要特点），如

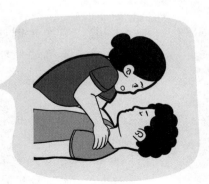

果没有反应，同时呼吸不正常或者没有呼吸，则可以高度怀疑患者出现了心脏骤停，我们就应该迅速开始心肺复苏流程的下一步了。

3）呼救

当患者无意识，无呼吸或呼吸不正常时，应该立即呼救，包括但不限于拨打120急救电话，同时如有可能应发动周围的人尽快去寻找最近的自动体外除颤仪（AED）。当我们拨打120时，呼救人员应冷静地向120接线员说明患者所在的地点（具体到门牌、房间号）、事件发生的情况、患者的数量和意识检查的结果，以及已经采取的措施，还可能需要如实回答急救指挥中心调度人员的提问，并接受和实施调度人员的指示。只有当调度人员建议挂断电话时才能挂电话。如果现场有两人以上，则应一人负责拨打急救电话和寻找AED，另一人立即开始心肺复苏。

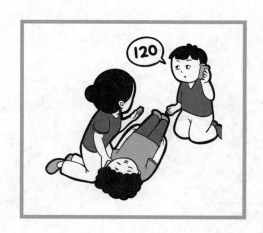

4）胸外心脏按压

完成呼救后应立即开始心肺复苏，从胸外心脏按压开始。要实施胸外心脏按压，我们要明白几点：①按压什么位置，这么大一个胸廓，哪里才是最有效的按压部位；②按压姿势，按压者采取什么样的姿势进行按压；③按压的深度和频率应为多少。解决了这些问题才能真正正确地实施按压。具体是：

（1）体位：患者应平卧于坚硬平板床或地面上，头、胸、躯干处于一条直线上，这样有利于复苏实施。

（2）施救者位置：实施胸外心脏按压时，施救者应位于患者一侧，并根据患者实际位置的高低和施救者身材的高矮，采取跪、站、踩脚凳等方式来调整施救者手臂和患者胸部的位置，从而保证按压时施救者的手臂能保持垂直于患者胸部。

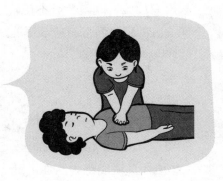

（3）按压位置的确定：为了方便所有的施救人员能够迅速确定按压的准确位置，目前建议的按压部位是双乳连线与胸骨交点，或者胸骨中下1/3处。

（4）按压手法：将一手掌根部置于胸骨上选定的按压部位后，手掌根部长轴与胸骨长轴确保一致，另一手重叠其上，两手手指紧紧相扣，指尖向上翘，手指不要触及胸壁。按压位置不正确或按压时通过手指用力按压胸廓都可能导致胸骨和肋骨骨折，进而增加损伤心脏、肺和/或腹部脏器的可能性。

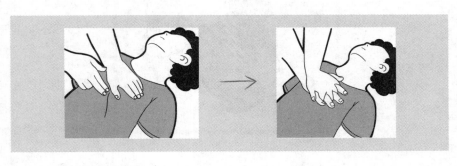

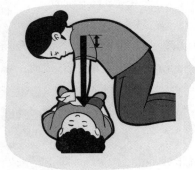

（5）按压深度：对正常形体的成年患者，按压胸骨的幅度应为5~6厘米。

（6）按压频率：按压频率即每分钟按压的次数。专家建议将胸外心脏按压频率规定为100~120次/分，施救者必须竭尽全力减少胸外心脏按压的中断。

胸外心脏按压还有几个注意事项需要特别提醒：①每次按压后要尽可能完全放松患者胸壁，不要施加任何压力在胸廓上，但放松时也要注意手掌根部不要离开胸壁，否则按压位置可能不知不觉中出现移位，影响按压质量。②胸外心脏按压非常耗费体力，一个人很难坚持较长时间，所以复苏过程中可能需要换人。

5）人工呼吸

口对口人工呼吸是最容易在现场实施的急救措施。人工呼吸简单来说就是把空气吹进患者胸腔内，以提供氧气。但为保证气体能够顺利进入肺内，首先需要开放气道。

（1）开放气道：开放气道最常用的就是仰头抬颏法。一手的第二、三指放于患者下颌下的骨性部位，向上抬下颏，另一手的大鱼际肌放于前额部，并向后压前额，实际效果就是头过仰、下颌抬高，这样舌头也会随之上抬，咽后腔打开，气道就开放了。

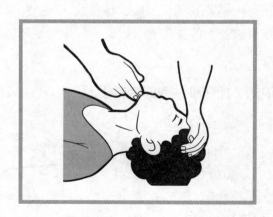

（2）人工呼吸：开放气道后开始口对口人工呼吸。要注意两点：第一，按压前额那只手要用两个手指捏闭患者鼻腔，避免吹进去的气体从鼻腔漏出。第二，施救者口腔完全包绕患者口唇，缓缓吹气。吹气时，一方面保持气道开放状态，另一方面我们要注视患者胸壁，吹气时如果患者胸壁明显抬起，证明通气有效、吹气量足够，否则通气无效。吹气时要缓慢吹，吹气时间要1秒钟以上，避免气道压力过高增加胃胀气的可能。

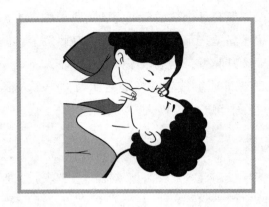

6）复苏配合

进行心肺复苏的时候胸部按压和人工呼吸应交替进行，如何协调两种操作呢？我们建议胸部按压和人工呼吸按30∶2的循环，也就是按压30次，吹气2次，这样称为一个循环。如果有两个以上的施救者，可由一人负责按压、另一人负责人工呼吸，每完成5个这样的30∶2循环（大约2分钟），就应该轮换按压和通气人员，以保持最佳体力，保证心肺复苏质量。

7）快速除颤（如有条件取得除颤仪）

心肺复苏生命链中，基本生命支持有三个环节，前面介绍了两个环节，第三个环节就是快速除颤了。只要AED到达现场，就应立即使用。那如何使用AED呢？实际上只要会打开电源，就知道应该怎么做了。当我们打开AED电源，AED就会用语音提示下一步的操作方式，只要听从指令，就可以完成整

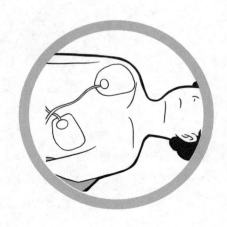

个除颤过程。

（1）当我们打开电源，AED会自动语音提醒"按照图示将电极片贴到患者裸露的皮肤上，将电源插头插到亮灯处的插座上"（不同厂家提示音有所不同，反映的内容基本一致），这时我们就需要取出电极片，按照指示贴在患者胸部。

（2）插上插头。一旦插上插头，AED会开始自动分析心律，并通过语音提示是否应进行除颤。分析心律过程中，施救者应避免接触患者，以保证分析的准确性。

（3）如果AED建议电击除颤，AED会自动充电，并通过语音提示施救者按下指定除颤按钮，完成除颤操作，同时提示所有人务必离开患者，避免被电击。施救者应确保所有人离开患者后，按下"电击（SHOCK）"按钮完成除颤。除颤完毕后应该立刻恢复心肺复苏，2分钟或5个循环后，再重新检查脉搏和心律后决定下一步处理。

现场的徒手心肺复苏应该一直持续按照30∶2的胸外按压和人工呼吸的循环进行，直到有专业的医疗急救人员接手后续的工作，除非在每5个循环后的评估中发现患者已经恢复自主的心跳和呼吸。只有每个施救者坚持不懈地给予及时而高质量的心肺复苏，才能有最终挽救他人生命的希望。

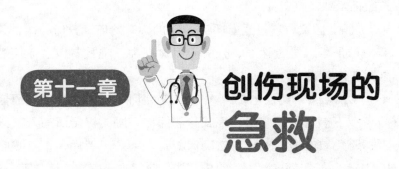

第十一章 创伤现场的
急救

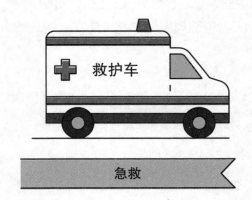

救护车

急救

发生场景

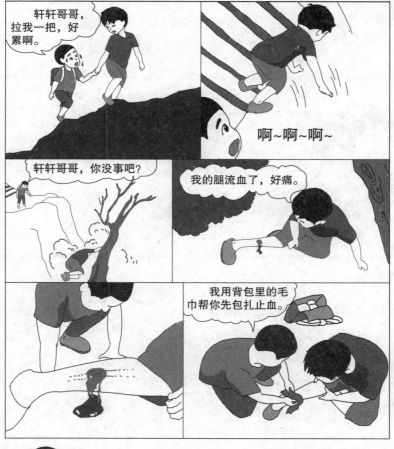

 问题：遇到这种情况，我们应该怎么做呢？

答：<u>止血</u>。

1. 止血常用的方法有哪些呢？

（1）指压法：作为现场止血短暂应急的措施，可以为后续止血措施争取时间，适用于头部和四肢的动脉出血，具体为用手指压在出血近心端的动脉处，将动脉压迫闭合在骨面上，阻断血流。

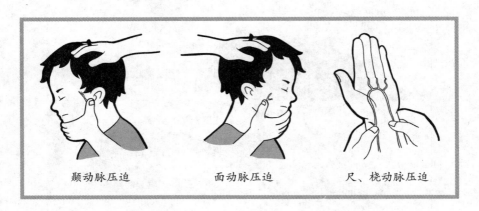

颞动脉压迫　　　　　　面动脉压迫　　　　　　尺、桡动脉压迫

（2）加压包扎止血法：适用于四肢、头颈、躯干等体表血管伤时的出血处。可用无菌纱布或洁净敷料覆盖伤口，对较深且大的出血伤口，宜用敷料填充，再用绷带加压包扎。

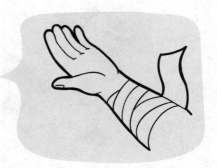

（3）填塞止血法：适用于颈部、臀部或其他部位较大且深的伤口，以及实质性脏器的广泛渗血，这些伤口往往难以加压包扎。先将无菌纱布塞入伤口内，如仍止不住出血，可添加纱布，再用绷带包扎固定。

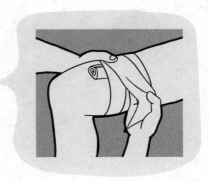

（4）止血带法：能有效控制肢体出血，使用恰当可挽救大出血伤员的生命，使用不当则可带来严重并发症，以致引起肢体坏死、肾衰竭，甚至死亡。

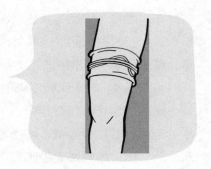

2. 止血带法是一把双刃剑，应该正确掌握它的使用方法。

（1）止血带种类：常用止血带有充气型和橡胶型两种。①充气型止血带压力均匀，压力可以调节，但不便携带；②橡胶止血带弹性好，止血效果好，携带使用方便，适用于事故现场。

（2）止血带使用部位：①上臂大出血应扎在上臂上1/3处；前臂或手外伤大出血应扎在上臂下1/3处；上臂中下1/3处有神经紧贴骨面，不宜扎止血带，以免损伤。②下肢大出血应扎在股骨中下1/3处。

（3）止血步骤：先在止血带部位（伤口上方）用纱布、毛巾或伤者衣服垫好，然后以左手拇指、食指、中指拿止血带头端，右手扭紧止血带绕肢体两圈，将止血带末端放入左手食指、中指间拉回固定。

（4）注意事项：①扎止血带时间以1小时为宜，必须延长时则应在1小时左右放松一次（3~5分钟），如有明显再次大出血，应立即再次结扎止血。②必须做出显著标志，注明时间。③扎止血带时，应在肢体上放衬垫，避免勒伤皮肤。

（5）止血带的松紧度：止血带的压力不可过大，以刚达到远端动脉搏动消失、阻断动脉出血为度。

3. 止血效果满意后，应对伤口进行包扎。

正确的包扎可起到压迫止血、保护伤口、防止感染、固定骨折、减少疼痛和伤残等效果。在现场没有消毒药品和无菌纱布、绷带等物品的紧急情况下，可以用比较干净的衣服、毛巾、包袱布、白布暂时代用。有条件时，处理伤口必须用无菌镊子夹上无菌棉球，蘸上消毒液消毒伤口，然后用无菌纱布覆盖，再用无菌绷带包扎。包扎时不能过紧，防止引起疼痛和肿胀；绷带包扎亦不宜过松，以防脱落。

常用的包扎材料有绷带、三角巾、四头带及其他临时代用品（如干净的毛巾、衣物、腰带、领带等）。绷带包扎一般用于支持受伤的肢体和关节，固定敷料或夹板和加压止血等。三角巾包扎主要用于包扎、悬吊受伤肢体，固定敷料，固定骨折等。

1）环形绷带包扎法

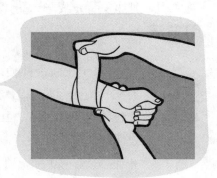

此法是绷带包扎法中最基本的方法，多用于手腕、肢体、胸、腹等部位的包扎。将绷带作环形重叠缠绕，最后用扣针将带尾固定，或将带尾剪成两头打结固定。

注意事项：

◆缠绕绷带的方向应是从内向外，由下至上，从远端至近端。开始和结束时均要重复缠绕一圈以固定。打结、扣针固定应在伤口的上部，肢体的外侧。

◆包扎时应注意松紧度。不可过紧或过松，以不妨碍血液循环为宜。

◆包扎肢体时不得遮盖手指或脚趾尖，以便观察血液循环情况。

◆检查远端脉搏跳动，触摸手脚有否发凉等。

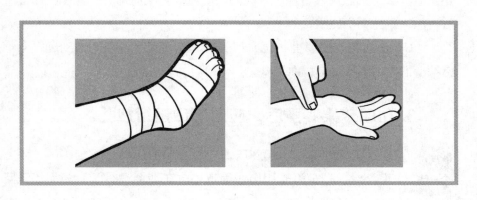

2）三角巾包扎法

◆三角巾全巾：三角巾全幅打开，可用于包扎或悬吊上肢。

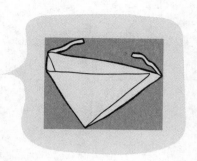

◆三角巾宽带：将三角巾顶角折向底边，然后再对折一次。可用于下肢骨折固定或加固上肢悬吊等。

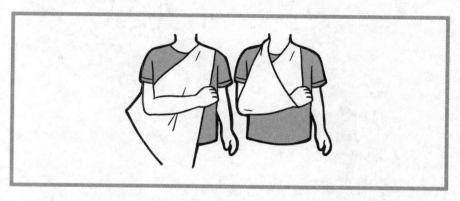

◆三角巾窄带：将三角巾宽带再对折一次。可用于足、踝部的"8"字固定等。

4. 包扎后应对骨折进行固定。

若怀疑或确定发生了骨折，对骨折部位尽早进行临时固定，可以有效防止因骨折断端的移位而损伤血管、神经等组织，减轻伤员痛苦。

1）骨折的种类

◆闭合性骨折：骨折处皮肤完整，骨折断端与外界不相通。

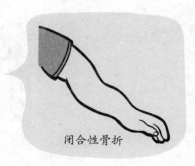

闭合性骨折

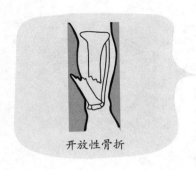

开放性骨折

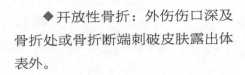

◆开放性骨折：外伤伤口深及骨折处或骨折断端刺破皮肤露出体表外。

◆复合性骨折：骨折断端损伤血管、神经或其他脏器，或伴有关节脱位等。

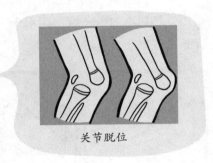

关节脱位

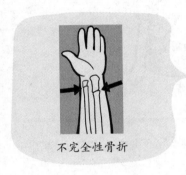

不完全性骨折

◆不完全性骨折：骨的完整性和连续性未完全中断。

◆完全性骨折：骨的完整性和连续性完全中断。

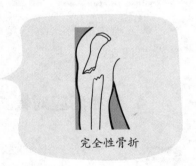

完全性骨折

2）骨折的症状

疼痛、肿胀、畸形、骨擦音、功能障碍、大出血。

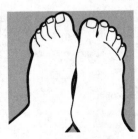

肿胀、畸形

3）固定方法

◆夹板固定法：根据骨折部位选择适宜的夹板，并辅以棉垫、纱布、三角巾、绷带等来固定。多用于上下肢骨折。

◆自体固定法：用绷带或三角巾将健肢和伤肢捆绑在一起，适用于下肢骨折，应注意将伤肢拉直，并在两下肢之间骨突出处放上棉垫或海绵，以防局部压伤。

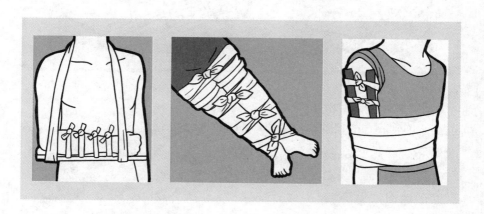

4）注意事项

◆在处理开放性骨折时，局部要做清洁消毒处理，用纱布将伤口包好，严禁把暴露在伤口外的骨折断端送回伤口内，以免造成伤口污染和再度刺伤血管和神经。

◆对于大腿、小腿、脊椎骨折的伤者，一般应就地固定，不要随便移动伤者，不要盲目复位，以免加重损伤程度。

◆固定骨折所用的夹板的长度与宽度要与骨折肢体相称，其长度一般应超过骨折上下两个关节为宜。

◆固定用的夹板不应直接接触皮肤。在固定时可用纱布、三角巾垫、毛巾、衣物等软材料垫在夹板和肢体之间，特别是夹板两端、关

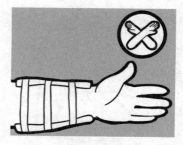

固定用的夹板不应直接接触皮肤

节骨头突起部位和间隙部位，可适当加厚垫，以免引起皮肤磨损或局部组织压迫坏死。

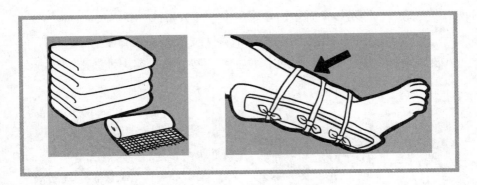

◆固定、捆绑的松紧度要适宜，过松达不到固定的目的，过紧影响血液循环，导致肢体坏死。固定四肢时，要将指（趾）端露出，以便随时观察肢体血液循环情况。如发现指（趾）苍白、发冷、麻木、疼痛、肿胀、甲床青紫时，说明固定、捆绑过紧，血液循环不畅，应立即松开，重新包扎固定。

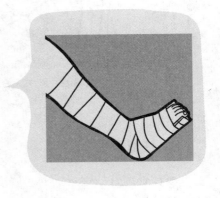

◆对四肢骨折进行固定时，应先捆绑骨折断处的上端，后捆绑骨折端处的下端。如捆绑次序颠倒，则会导致再度错位。固定上肢时，肢体要屈着绑；固定下肢时，肢体要伸直绑。

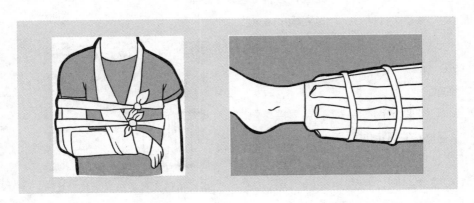

5. 完成固定后应使伤员及时、迅速、安全地离开事故现场，避免伤情加重，并迅速送往医院进一步救治。

◆ 单人搬运法：伤势较轻的伤员，采取背、抱或扶持等方法。

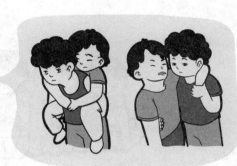

◆双人搬运法：一人搬托双下肢，一人搬托腰部，在不影响伤病的情况下，还可以用椅式、轿式和拉车式。

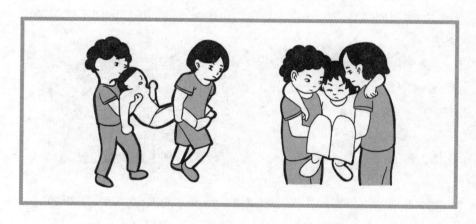

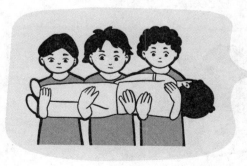

◆三人搬运法：对疑有胸、腰椎骨折的伤者，应有三人配合搬运。一人托住肩胛部，一人托住臀部和腰部，另一人托住两下肢，三人同时将伤员轻轻抬起放到硬板担架上。

◆多人搬运法：将脊椎受伤的伤员向担架上搬动时，应有4~6人一起搬动，2人专管头部牵引固定，使头部始终保持与躯干成直线的位置，维持颈部不动，2人托住臂、背部，2人托住下肢，协调地将伤员平直地放到担架上，并在颈部、腋窝下各放一小枕头，头部两侧用软垫或沙袋固定。

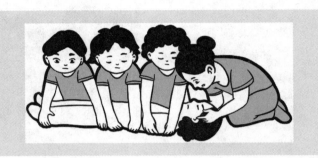

注意事项：

◆移动伤员时，首先应检查伤者的头、颈、胸、腹和四肢是否有损伤，如果有损伤，应先做急救处理，再根据不同的伤势选择不同的搬运方法。

◆病（伤）情严重、路途遥远的伤员，要做好途中护理，密切注意伤员的神志、呼吸、脉搏以及病（伤）势的变化。

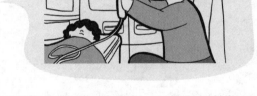

◆搬运脊椎骨折的伤员，要保持伤员身体的固定。颈椎骨折的伤员除了身体固定外，还要有专人牵引固定头部，避免移动。

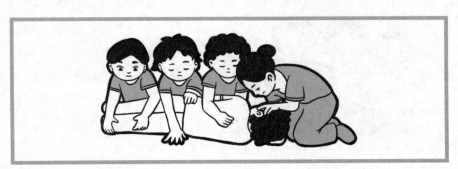

◆用担架搬运伤员时，一般头略高于脚，休克的伤员则脚略高于头。行进时伤员的脚在前，头在后，以便观察伤员情况。

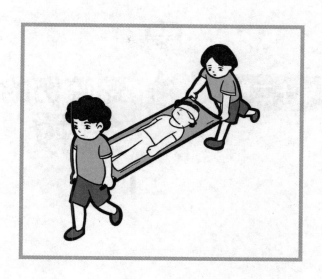

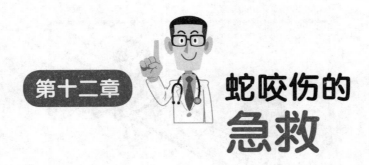

第十二章 蛇咬伤的
急救

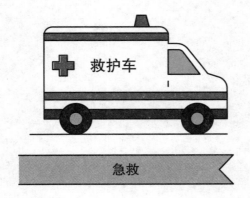

救护车

急救

发生场景

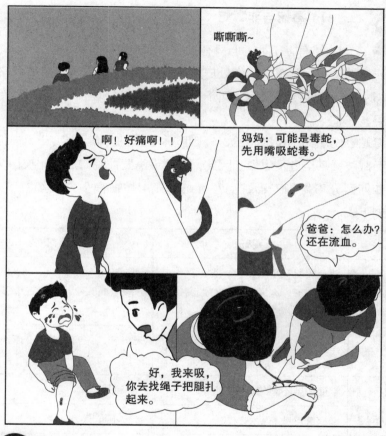

问题：蛇咬伤时，用嘴吸吮伤口、结扎受伤肢体，这些方法正确吗？

答：以上方法是不正确的。

1. 当我们突然被蛇咬伤后，正确的处理方法是什么呢？

1) 毒蛇与非毒蛇

蛇有上千种，但只有其中一部分蛇是有毒的。

无毒蛇咬伤后只在人体伤处皮肤留下细小的齿痕，轻度刺痛，有的可起小水疱，无全身性反应。可予以简单的清创处理，一般不会导致不良后果。

毒蛇咬伤后如不及时救治，轻则肢体肿胀、疼痛、感染，重则肢体坏死而截肢，甚至危及生命。因此，我们最需要警惕的是毒蛇咬伤。

如何区分毒蛇和无毒蛇呢？毒蛇和无毒蛇在很多方面都有巨大差异，如下表。

	毒蛇	无毒蛇
头部	头一般呈三角形（管牙类），也有呈椭圆形（沟牙类），有颊窝（蝮牙科），颈细或膨大	一般呈椭圆形，也有三角形
毒牙	有一对毒牙及副毒牙（牙长而大）	无毒牙，只有较整齐的锯齿状牙齿
体形	粗而短或不均匀	一般细长，体形相称
斑纹色泽	多有鲜艳或有特殊斑纹	多数不鲜艳
从肛门到尾部	突然变细。尾下鳞双行或部分单行、部分双行	逐渐变小，尾下鳞单行
尾巴	短而钝，或呈侧扁形	长而尖细
动态	休息时常蟠团，在爬行时动作迟缓，蹒跚大意。但银环蛇多不蟠团	爬行时动作敏捷，警惕性高
性情	性情凶猛，见人它不逃，迫近准备攻击对方，或者发出"呼呼"响声	胆小怕人，受惊迅速逃跑

但需注意，上述的区别要点有很多例外，最重要的鉴别点在是否有毒牙上。

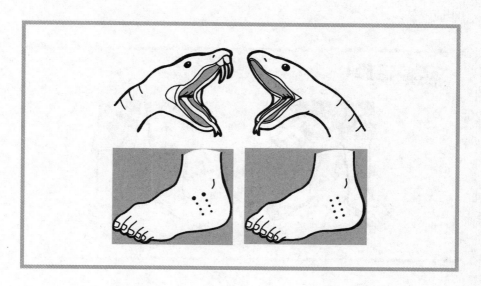

从图片可见，毒蛇通常有1对长而大的毒牙，部分毒蛇还有2~4对副毒牙，毒牙连接着后方的毒腺，蛇咬猎物时毒腺内的毒液会通过牙齿注入猎物体内，从而杀死猎物。而无毒蛇则没有毒牙。

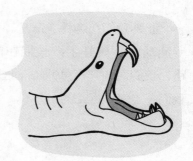

2）毒蛇咬伤的预防

毒蛇咬伤如果不及时救治，有可能危及生命，那我们该如何避免被咬伤呢?

（1）危险因素：首先，我们应该对蛇的生活习性有所了解，蛇到了冬季会冬眠，因此，冬季蛇较少有活动，活动活跃的时间在4~10月，但大家要警惕，即使冬眠的蛇，如果受到足够的惊扰，也会咬人的！其次，我们要知道湿热地带的平原丘陵、山地的森林中，近水域的水塘边、溪流边或山坡岩洞内，草丛、乱石堆及人迹较少的野外均是毒蛇容易出没的地方，在这些区域活动更要做好防蛇的准备措施。

（2）防护措施：我们要注意在蛇出没的地方不要光脚或仅穿裸露的凉鞋、拖鞋，要尽可能穿长裤和皮靴，这样可以将蛇咬后造成的损伤明显降低。

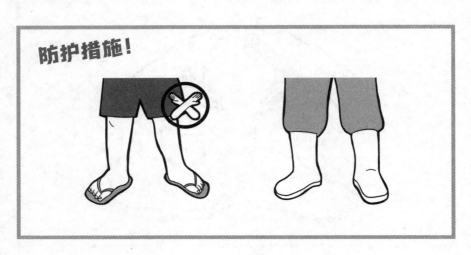

此外我们在森林、草丛等高危场所活动时，最好手持长棍在前方探路，我们说的"打草惊蛇"是可以帮我们赶走部分毒蛇的。

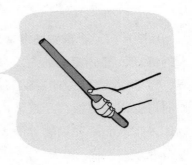

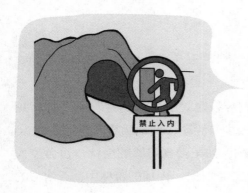

当有大石或巨木挡路，或者路过不明洞穴时，要谨慎绕行而不要直接跨过，因为大石后面或洞穴中有可能有毒蛇栖息。

对于情况不明的石头或洞穴也不要轻易翻开或深入探查。

最后大家还要注意不要轻易尝试抓蛇或逗蛇，即使看起来已经死去的蛇，也要小心谨慎，不要轻易靠近毒蛇头部，因为死亡的蛇在最初2~3小时，神经细胞并不会完全死亡，也有可能出现反射性咬人的情况。所以常有死蛇也咬人的说法。

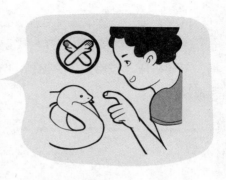

3）蛇咬伤的现场处理目的

即使我们做好了准备工作，仍有可能被蛇咬伤。我们学会进行现场急救的目的主要是尽量延缓组织器官对毒素的吸收，在到达医院前维持生命、防止并发症，同时避免造成二次伤害。

2. 现场急救具体如何实施呢?

首先，消除患者的紧张、焦虑情绪，切忌奔跑活动。任何躁动、行走、奔跑都会使血液循环加速，增加毒素的吸收。如有可能可以让患者平躺休息，最大限度地减少活动。

其次，尽早拨打急救电话求救，这样可以在最短时间内获得专业的医疗救护，专业救护人员甚至有可能携带抗蛇毒血清到达现场，在现场就给予抗蛇毒血清注射，这样可以极大缩短确定性治疗的开始时间，从而获得最佳治疗效果。

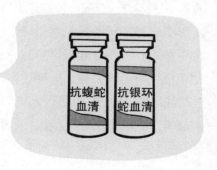

再次，受伤肢体的局部处理，主要包括以下几个方面：

（1）快速简单冲洗伤口，减少伤口污染；冲洗时要注意动作轻柔，不要挤压、按摩伤口，这些动作都会加速毒素的吸收；冲洗的水要尽量清洁。

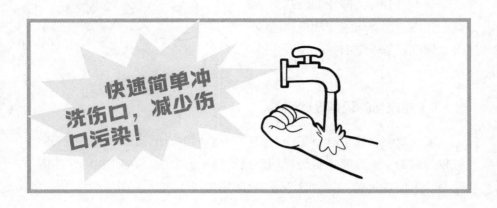

快速简单冲洗伤口，减少伤口污染！

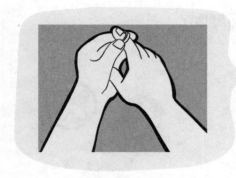

（2）尽早取下患肢的首饰如戒指、手镯等，避免患肢肿胀时无法取下而造成肢体远端缺血坏死。

（3）可以考虑使用束缚带绑扎患肢近心端。理想的束缚带是一条宽约10厘米的宽带，施加的压力应该足以阻断浅表静脉及淋巴回流而不影响深静脉和动脉血液循环，一般来说束缚带与皮肤间以能够插入一个手指为宜，并且要根据患肢肿胀进展情况适当调整，绑扎时间要直到使用抗蛇毒血清之后。但要注意，束缚带不要使用鞋带、细绳、止血带等较细的绳带，这类绳带太细，容易压迫局部皮肤组织，造成局部组织坏死。绑扎也不宜过紧，太紧会阻断动脉循环，造成肢体远端缺血坏死。

　　也有资料显示，在被毒蛇咬伤后5分钟内用毒素吸出器对伤口进行吸引，如伤口局部拔火罐，并将毒素吸出器保持在原位30分钟，可能有利于毒素的排出，但切记不要用嘴吸吮伤口。

　　完成现场快速急救后，我们还应该尽快将患者转送到医院接受进一步的确定性治疗，如使用抗蛇毒血清等。但转运时仍应尽量避免患者的活动，尤其是患肢的活动，要尽量抬送或使用其他工具转送，避免患者自己行走。

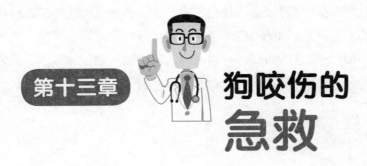

第十三章 狗咬伤的
急救

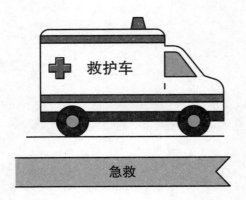

救护车

急救

一、狗咬伤

发生场景

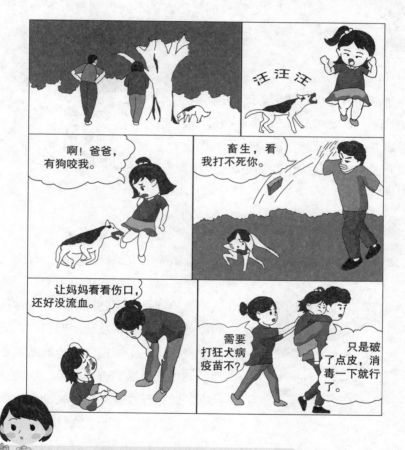

问题：被狗咬伤后到底该怎么做呢？
什么情况下需要打狂犬病疫苗？

答：我们来给大家普及一下被狗咬伤后的正确
做法，以及是否需要打狂犬病疫苗的知识。

狗咬伤的暴露分级及处理方法：

暴露分级：

狗咬伤后的处理根据其暴露的不同级别有所不同，因此我们首先来了解一下狗咬伤的暴露分级：

1）Ⅰ级暴露

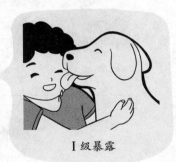

Ⅰ级暴露

是指在普通接触或喂养动物过程中被动物舔，但是被舔部位皮肤完好。此类暴露并无感染狂犬病的风险，因此处置原则是只要确认提供的病史可靠，则不需处置。

2）Ⅱ级暴露

是指裸露的皮肤被宠物犬轻咬、轻微抓伤或擦伤，但是没有出血。

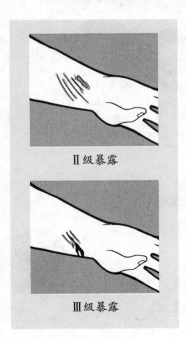

Ⅱ级暴露

Ⅲ级暴露

此类暴露存在一定的感染风险，因此暴露处置原则是立即处理伤口并接种狂犬病疫苗。如果没有发现明确伤口，则可在患者指认的可疑部位进行局部消毒处理。如果Ⅱ级暴露者存在免疫功能低下状态，比如存在艾滋病、长期使用激素等，或受伤部位位于头面部者，且致伤动物高度怀疑为感染了狂犬病毒的动物时，则建议提高暴露级别，参照Ⅲ级暴露处置。

3）Ⅲ级暴露

是指单处或多处皮肤被动物咬伤或抓伤，破损皮肤被舔，黏膜被动物体液污染。此类暴露应立即处理伤口并注射狂犬病被动免疫制剂后，接种狂犬病疫苗。

处理方法：

1）了解了暴露分级，我们可以看出狗咬伤后的处理主要有伤口的处理和主动及被动免疫治疗。那我们现场能做什么呢？

其实主要就是伤口的局部处理，然后记住到社区医院犬伤门诊进一步诊治就行了。到了医院，医生就会根据暴露情况对伤口进行彻底清创和主/被动免疫制剂的使用了。

2）在受伤现场，伤口局部如何处理呢？

现场伤口处理包括彻底冲洗和消毒，而且越早越好，这对于预防狂犬病发生具有重要意义。

具体操作步骤：

◆ 使用流动清水，比如自来水，冲洗伤口。

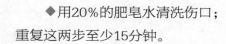

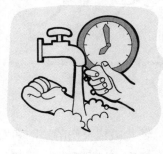

◆用20%的肥皂水清洗伤口；重复这两步至少15分钟。

◆冲洗伤口后用碘伏或聚维酮碘溶液涂搽伤口进行消毒。即使伤口溃烂组织较多，也要尽可能完成上述步骤，然后尽快到医院进一步处理。

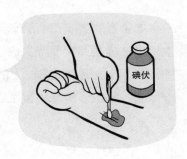

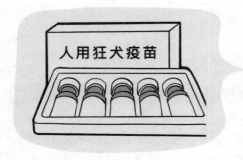

◆要特别强调的是，对Ⅱ级及以上暴露的患者均应尽快、全程完成狂犬病疫苗的注射，即第0、3、7、14、28天各注射一次，共五次，即使受伤时间已经超过24小时，注射疫苗仍可能有效。此外，Ⅲ级暴露的患者还要及时使用被动免疫制剂，如抗狂犬病血清或狂犬病患者免疫球蛋白的注射，这样才能彻底有效地预防狂犬病。

二、其他动物咬伤

其他动物咬伤大多数是由人类熟悉的动物所致，常见的有鼠、猫咬伤等。

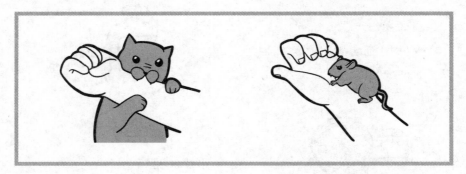

1）鼠咬伤

老鼠喜欢啃咬带有奶味的婴儿嫩肉，所以婴儿被鼠咬伤的事时有发生。当熟睡婴儿突然啼哭时，需仔细检查婴儿是否有被鼠咬伤。鼠咬伤的伤口很小，易被忽视。然而老鼠能传播多种疾病，如鼠咬热、钩端螺旋体病、鼠斑疹伤寒和鼠疫等，被咬伤后，应及时处理：

◆用流动水和肥皂水冲洗伤口。

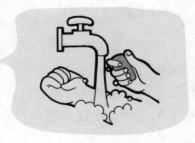

◆把伤口内的污血挤出。

◆用过氧化氢溶液消毒。

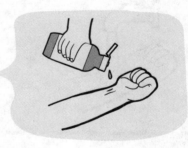

◆尽快到医院进行伤口处理，必要时口服抗生素。

需要注意的是：

　　小型野生啮齿类动物咬伤后通常不需要进行暴露后预防接种狂犬病疫苗，如松鼠、大鼠、小鼠和家兔、野兔。目前还没有过这些动物将狂犬病传播给人类的报道，具体情况可向疾病预防控制中心工作人员咨询。

2）猫咬伤

伤口局部红肿、疼痛，易于感染。如猫染有狂犬病，后果更严重。被猫咬伤后，应及时处理：四肢咬伤，在伤口上方结扎止血带，再清创处理。先用清水冲洗伤口，然后用碘伏局部消毒。对伤势严重的应送医院急救。在狂犬病流行区，猫咬伤的处理参照狗咬伤，以预防狂犬病。

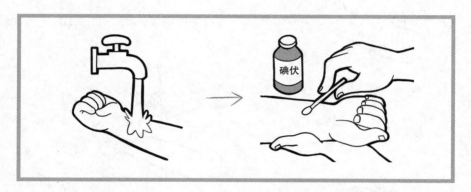

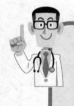

随着当今社会的发展，人们的生活条件不断改善，养宠物的人越来越多，而狗是人们饲养最多的宠物之一。但随着宠物狗数量的不断增加，狗咬伤的事件也频繁发生。狗咬伤后最大的威胁常常并不是局部伤口，而是一种人畜共患疾病：狂犬病。由于狂犬病近乎100%的高死亡率，使我们对狗咬伤的早期正确处理成为极其必要的救治措施，需要每一个人都高度重视。

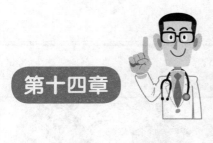

第十四章 中风的早期识别与急救

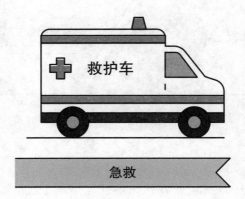

救护车

急救

发生场景

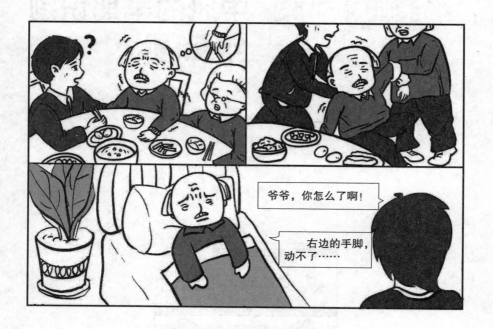

问题: 小龙爷爷究竟出现了什么问题?

答: 小龙爷爷很可能是突发了脑卒中,俗称"中风"。

1. 首先，我们来学习一下脑卒中早期简单快速的评估方法，以评估是否发生了脑卒中。

◆简单快速的判断方法可以用"FAST"法：

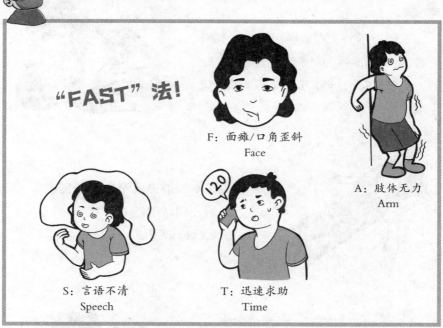

◆或者用"1看-2查-0（聆）听"法：1看就是看1张脸，有没有不对称、口角歪斜；2查就是查2只胳膊，平行举起，有无一边的胳膊无力下垂；0（聆）听就是听有无言语不清、语言表达困难。如果有以上异常，应立即拨打急救电话。

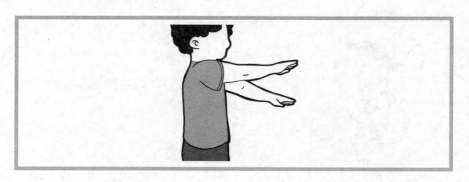

2. 发生脑卒中后应如何处理呢?

对于非急救人员,急性脑卒中的现场急救处置应按照以下步骤:

◆通过呼喊、观察胸廓起伏来判断患者的意识和呼吸状态。若出现心脏骤停,应现场行心肺复苏(详细步骤见第十章)。

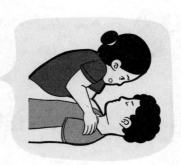

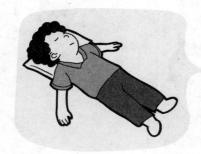

◆如果患者没有呼吸困难、口唇发绀或呕吐等症状,可以让患者保持仰卧位。

◆对意识不清、存在气道阻塞或误吸风险的患者,建议抬高患者头部15°~30°。

◆根据具体病情,结合患者配合程度,选择适当的体位。

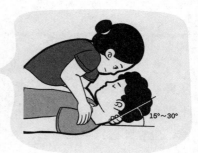

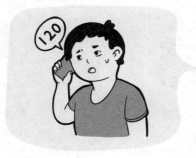

◆拨打120急救电话或呼救寻求帮助。

◆脑卒中的原因未查明前不宜经验性用急救药品，应送到医院后接受专门治疗。

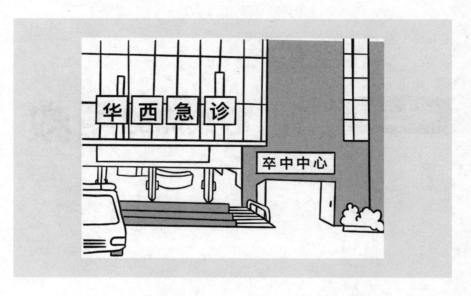

脑卒中患者应尽快转运至医院接受进一步检查及治疗：

急性脑卒中的治疗有很强的时效性，需要在尽可能短的时间内做有效治疗。卒中中心为怀疑或确诊急性脑卒中患者提供了一条绿色就诊通道，可以为患者提供优先诊断、优先治疗，尽可能地缩短患者从就诊到有效治疗的时间。

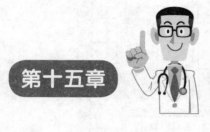

第十五章 心绞痛的急救

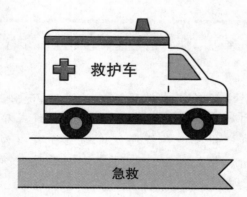

救护车

急救

发生场景

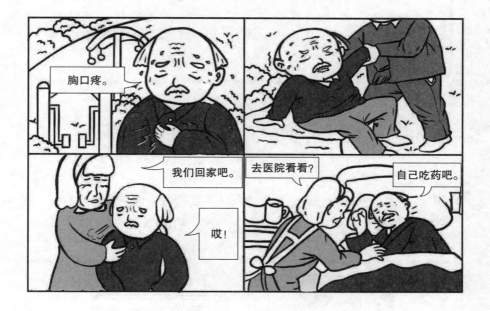

问题： 小龙爷爷的做法对吗？

答： 不对。

首先，从小龙爷爷的症状来看，是急性胸痛，其中不稳定性心绞痛的可能性很大，这是一种临床急症，需要尽快就医，因为心绞痛很可能会演变为急性心肌梗死，造成更大的危害，所以不能想着忍一忍；其次，心绞痛的症状和一些其他疾病特点类似，需要到医院进行鉴别诊断，随便找点药吃也是不可取的。因此，如果发作心绞痛，应该尽快到医院就诊，或者呼叫120。

1. 心绞痛发作的时候，该采取什么措施呢？

◆嘱咐患者停止一切活动，立刻休息。

◆如身旁有药，舌下含化（不要吞服）硝酸甘油片1粒或速效救心丸10粒，如症状持续无缓解，可以隔5分钟再含化1次。

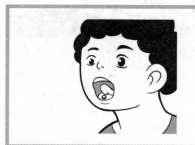

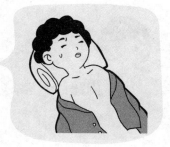

◆如果感觉患者呼吸困难，可让其坐起或将其背后垫高，斜靠在床上，敞开胸前衣服，保持呼吸通畅。

◆应尽快呼救，速打120急救电话或速到医院急诊科就诊。

2. 小龙奶奶将小龙爷爷安置在床上休息，给他含服了1粒硝酸甘油片，并拨打了120。120医生10多分钟后到达，120医生会在现场做什么呢？

◆首先，医生会询问患者的情况，包括胸痛的症状特点、既往病史等，同时进行必要的查体和测量生命体征。

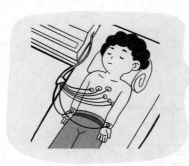

◆其次，做心电图，心电图是急性胸痛诊断的重要检查之一。一般情况下医生会给患者做12导联心电图，有时候会做18导联的心电图。

◆如果仍有胸痛，医生在急救现场会嘱咐患者舌下含化1粒硝酸甘油片，以及口服阿司匹林肠溶片治疗。

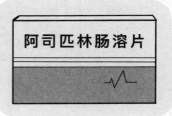

阿司匹林肠溶片

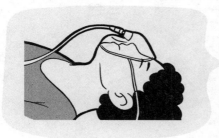

◆如果检测到患者有缺氧的情况，还会给患者吸氧。

◆最后是准备转运患者到医院检查和治疗。

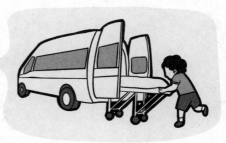

3. 急性胸痛患者到医院就诊，医护人员会将其引导至胸痛中心进行救治，那么胸痛中心是什么呢？

胸痛中心是医院为改善急性胸痛患者的就诊流程，提高早期诊断和救治效率而设置的就诊区域。胸痛患者到达胸痛中心后，通过多学科（包括院前急救、急诊科、心脏内科、心脏外科等）合作对患者进行诊治，减少误诊、漏诊，改善患者临床预后。

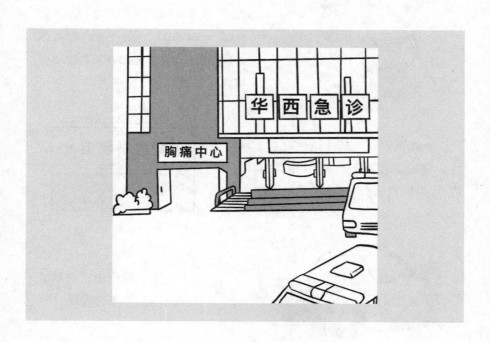

第十六章 蜂螫伤的
急救

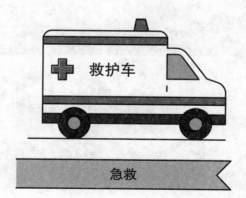

救护车

急救

发生场景

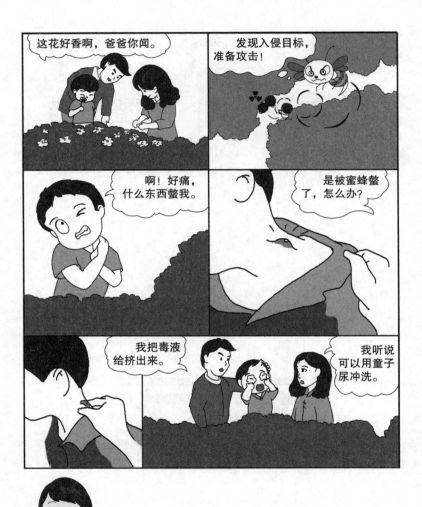

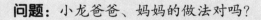

问题：小龙爸爸、妈妈的做法对吗？

答：都不对。

如果挤压伤口，会加速局部肿胀，促使毒液扩散，尤其是有螫针残留时，就可能更加适得其反。正确的做法应该是，发现伤口有螫针时，应立即拔出或用针挑出。民间有用小孩尿液冲洗，在伤口上涂母乳、涂生茄子等一些偏方，但这些措施和所谓的"民间偏方"并没有明确的科学依据。

1. 蜂螫伤的处理方法：

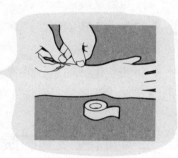

◆尽快拔除肉眼可见的毒刺。拔出时不可挤压，最好用针或刀尖挑出来，或用胶带弄出来。

◆局部冲洗：蜜蜂毒液呈酸性，螫伤可选择弱碱性液体，如氨水、小苏打水、肥皂水、淡石灰水；胡蜂毒液偏碱性，可选择弱酸性液体，如食醋、稀盐酸等。如果不能判断蜂的种类，则用清水冲洗。

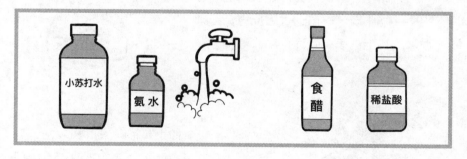

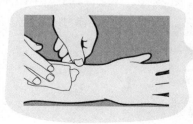

◆可以将蛇药片碾碎调成糊状，外敷在伤处。

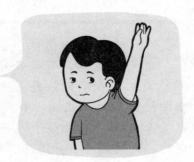

◆肿胀明显者可以抬高蜇伤肢体，受伤24~48小时局部冷敷。

◆如只出现皮肤红、荨麻疹、瘙痒等轻度过敏反应，可以口服抗过敏药物，如马来酸氯苯那敏、氯雷他定，并密切观察。

◆如果疼痛较剧烈，咨询医生后，可以口服止痛药物缓解疼痛，如吲哚美辛、布洛芬。

◆病情变化或加重，或者自己无法判断病情严重程度，需到医院检查治疗。

2. 何时应该到医院就诊?

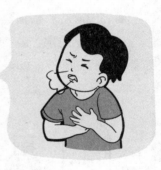

◆如果出现呼吸困难、全身冰冷、意识丧失等症状，说明可能出现了严重的过敏反应，必须马上送医院就诊!

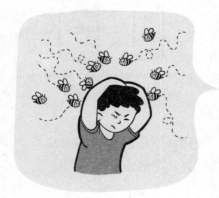

◆如果是被一大群蜂攻击，身上有很多处伤，即使暂时没有出现意识障碍、呼吸困难等过敏反应，也要赶快送医院!

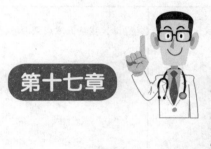

第十七章 鼻出血的
急救

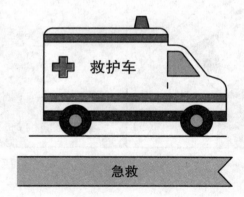

发生场景

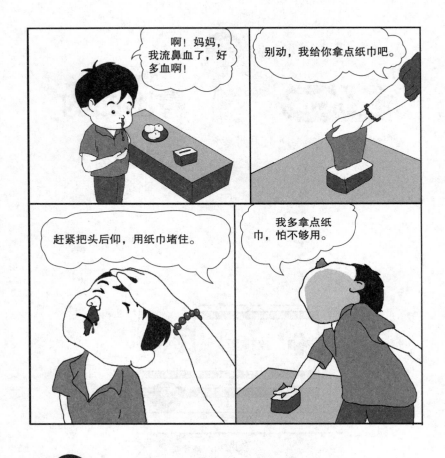

问题：鼻出血了，用纸堵住鼻孔正确吗？头应该后仰吗？

答：当然不正确。

1. 让我们一起来学习鼻出血的正确处理方法吧!

应该做的:

（1）擤鼻子。这样做可能会
导致出血量暂时增加，但是不用过
于担心。

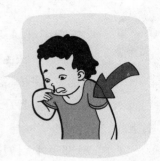

（2）发生鼻出血后我们应该保持上半
身稍微前倾。

（3）在鼻骨下方，朝鼻底部方向捏住
柔软的鼻翼，同时按压鼻翼两侧，不要只按
压一侧。

（4）持续压闭鼻腔至少15分钟（儿童只需5分钟）。不要为了检查
是否停止出血而提前终止按压。如果总是松开来检查将会使阻断出血的
努力前功尽弃。

（5）如果以上步骤实施完毕后鼻腔仍出血，可再次重复以上所有
步骤。总共压闭时间30分钟（儿童10分钟）。

不应该做的:

（1）躺下或者保持头部后倾。
（2）捏住两眼间的鼻梁部分。

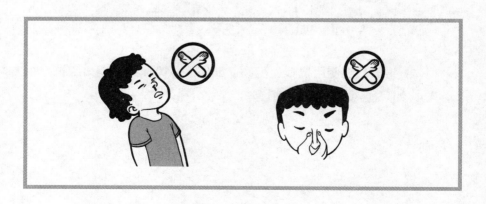

2. 如果鼻出血引起了以下几种情况，应立即到医院就诊：

（1）血液从鼻腔涌出导致了呼吸困难。

（2）肤色变得苍白，感到疲倦或意识模糊。

（3）实施了以上处理步骤后仍出血不止。

（4）鼻部手术后短期内发生出血，或者知道自己鼻腔中有肿瘤或其他异常组织团块。

（5）伴有其他严重症状，如胸痛等。

（6）外伤后发生鼻出血，如面部受击打后。

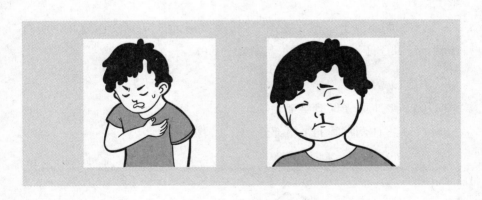

（7）平日长期使用抗凝血药物，如华法林等，或长期口服抗血小板药物，如阿司匹林、氯吡格雷等。

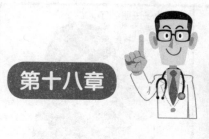

第十八章 眼内异物的 急救

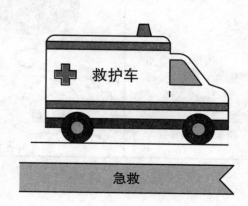

发生场景

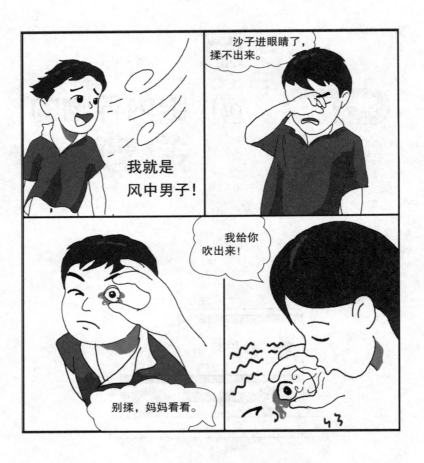

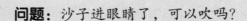

问题：沙子进眼睛了，可以吹吗？

答：可以轻吹。

1. 如果眼睛里进入了沙尘类的异物，正确的处理方法是：

当沙尘飞入人眼时会产生刺激，这种刺激往往使人不由自主地揉搓眼睛，这不仅无法解决问题，反而可能使异物更难以取出。正确的处理办法是：用两个手指头捏住上眼皮，轻轻向前向上提起，请救助者向患者眼内轻吹，刺激眼睛流泪将沙尘冲出。

如果上述办法不奏效，则翻开眼皮直接查找异物。如果进入眼内沙尘较多，可用清水轻轻冲洗。

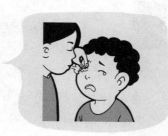

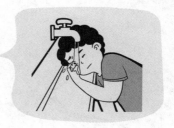

2. 眼内异物最常见的种类有：

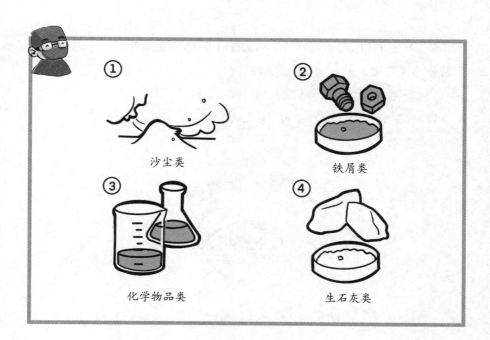

① 沙尘类

② 铁屑类

③ 化学物品类

④ 生石灰类

3. 如果眼睛里进了沙尘以外的其他异物，又该如何处理呢？

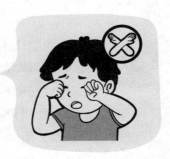

处理原则：

（1）如果眼睛里进了异物，首先不要揉眼，应该轻闭双眼，有时随着眼泪分泌，异物就被冲出来了。

（2）如果异物还在眼内，应当请其他人帮忙或到医院检查，明确异物的位置、性质。

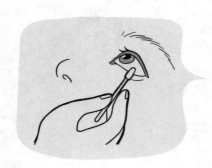

有的异物躲在球结膜上，有的在睑结膜上，还有的粘在角膜上，最好用消毒棉签轻轻擦去。

（3）如果角膜上的异物不容易取出或者停留时间较长，已有铁锈沉着或边缘有浸润的，必须到医院处理。

（4）若2天后仍觉得眼睛有异物感、眼红、怕光、流泪，应再到医院检查，注意有无角膜发炎，以便及时治疗。

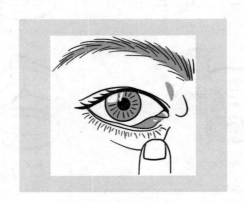

眼内出现异物时，以下两点是不应该做的：

（1）异物嵌入组织取出困难时，不要反复沾拭或来回擦拭。

（2）尤其是嵌在角膜上的异物绝不能盲目自行剔除，应立即去医院。

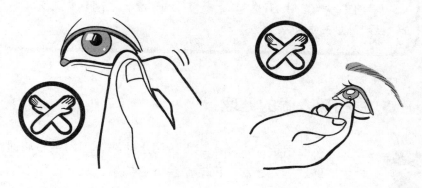

4. 硫酸、烧碱等具有强烈腐蚀性的化学物品入眼的处理：

（1）现场急救中对眼睛及时、正规的冲洗是避免失明的首要保证。意外发生时，无论是伤员还是救助者，要立即就近寻找清水冲洗受伤的眼睛，越快越好，早几秒钟和晚几秒钟，其后果会截然不同。对于选用的水质不必过分苛求，当时有什么水就用什么水，凉开水、自来水都可以，绝不能因为寻找干净水而耽误了时间。

（2）如果就近能找到自来水，将伤眼一侧头向下方，用食指和拇指扒开眼皮，尽可能使眼内的腐蚀性化学物品全部冲出。若附近有一盆水，伤员可立即将脸浸入水中。边做睁眼闭眼运动，边用手指不断开合上下眼皮，同时转动眼球，使眼内的化学物质充分与水接触而稀释，此时救助者可再打来一盆水以便更换清洗。

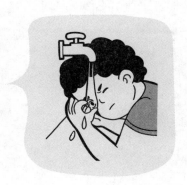

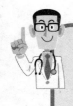

必须注意的是：

　　冲洗因酸、碱烧伤的眼睛，用水量要足够多，绝不可因冲洗时自觉难受而半途而废。伤眼冲洗完毕后，还应立即去医院。

5. 生石灰入眼的处理：

　　一不能用手揉，二不能直接用水冲洗。因为生石灰遇水会生成碱性的熟石灰，同时产生大量热量，从而灼伤眼睛。

　　正确的方法是，用棉签或干净的手绢一角将生石灰粉拨出，然后再用清水反复冲洗伤眼，至少15分钟，冲洗后勿忘去医院检查和接受治疗。

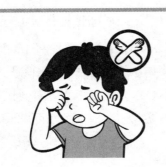
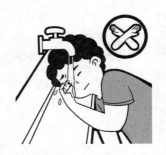

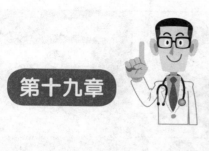

第十九章 食物中毒的 急救

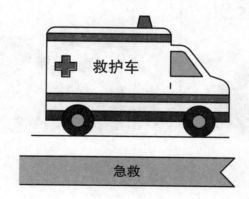

救护车

急救

发生场景

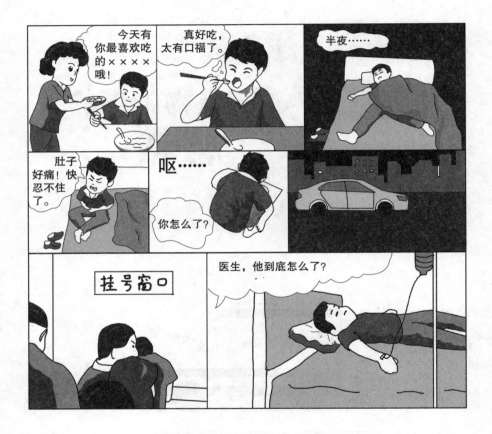

问题：爸爸发生什么情况了呢？

答：最有可能发生的情况是食物中毒了。

1. 食物中毒常见症状有哪些？处理方法是什么呢？

常见症状：

◆ 恶心或呕吐。

◆ 腹痛。

◆ 水样便或血性腹泻。

◆ 发热。

◆ 其他症状可包括神经系统问题，如视物模糊或感觉头晕等，但不常见。

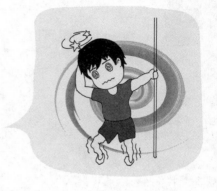

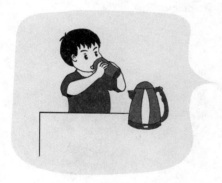

处理方法：

◆ 饮入足够的液体以免发生脱水。脱水是指身体丢失过多水分。

◆ 进食少量且脂肪含量低的食物。

◆ 休息。

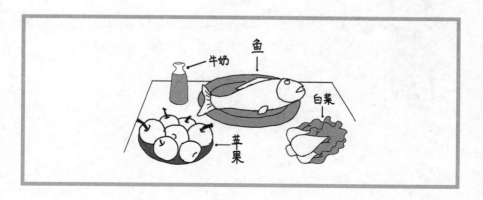

2. 如果出现以下情况，应尽快就诊：

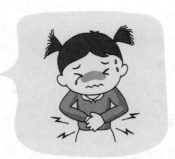

◆剧烈腹痛。

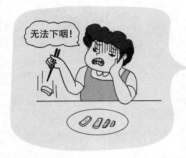

◆无法进食或喝水。

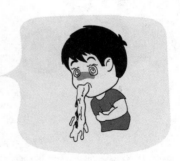

◆呕吐出血液或大便中带血。

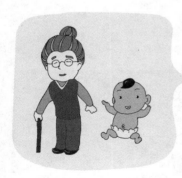

◆发热。

◆有症状的老年患者和幼儿应尽快就诊，因为这些人群更容易发生脱水。

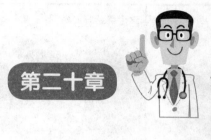

第二十章　毒蘑菇中毒的 **急救**

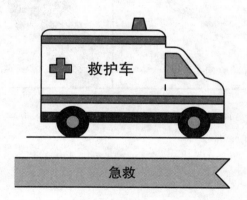

救护车

急救

发生场景

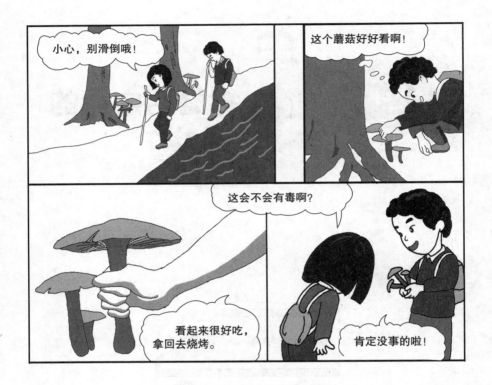

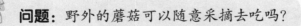

问题： 野外的蘑菇可以随意采摘去吃吗？

答： 这可不行！经验丰富的人在野外鉴别出蘑菇有毒与否都是很困难的，更别说非专业人士了。而且同一种类的蘑菇在不同地区生长，其毒性差异很大。所以在无法确定的情况下，可千万别乱吃蘑菇，小心蘑菇中毒。

全世界的蘑菇品种有5 000多种，其中已经确定对人体有毒的有50~100种，能导致死亡的有30余种。

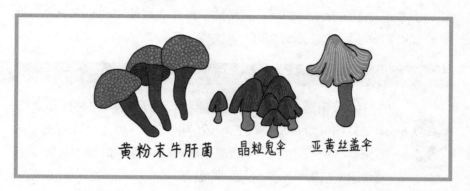

黄粉末牛肝菌　　晶粒鬼伞　　亚黄丝盖伞

各种毒蘑菇所含毒素不同。需要注意的是，一种毒蘑菇可能含有多种毒素，而一种毒素可存在于多种毒蘑菇中。我国部分地区的居民有进食野蘑菇的习惯，因此，每年都有毒蘑菇中毒致死的病例。

误食毒蘑菇后的中毒表现较为复杂，常见的临床症状有：

◆胃肠道反应：轻者主要以腹痛、腹泻、恶心、呕吐为主，持续时间较短，症状可逐渐好转，预后好。较严重者常有剧烈呕吐及水样便腹泻，严重者可导致休克。

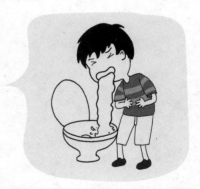

◆神经、精神症状：可发生流口水、出汗、流泪、方向感混乱、感觉异常、狂笑、烦躁、沮丧、面色潮红等症状。儿童误服后主要以发热、混乱、欣快、精神错乱、迟钝与兴奋交替等症状为主，甚至出现抽搐。

◆溶血症状：包括皮肤、巩膜黄染，急性肾衰竭等急性溶血现象。

◆多器官损害：包括急性心肌损伤、急性肾功能不全、急性肝衰竭、中毒性脑炎、呼吸循环衰竭等，这需要去医院进一步检查确定。

◆其他：食用某些蘑菇后还可能会出现一些特定症状，包括食用某些毒蘑菇后同时饮酒，除了引起胃肠道反应外，还可引起心悸、面色潮红、手肿胀、四肢麻木等表现；服用油口蘑后有可能出现肌肉无力或疼痛。服用豹皮菇后可能引起较长时间肢端剧烈疼痛。

治疗：

如服用菌类后出现上述症状，应及时前往医疗机构就诊。目前针对毒蘑菇尚无特效解毒药物，医生会针对出现的临床症状进行治疗。因此避免毒蘑菇中毒的最好办法就是避免食用不明毒性、未经检验的蘑菇。

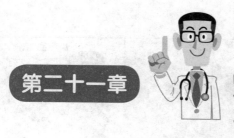

第二十一章 烧伤、烫伤的 **急救**

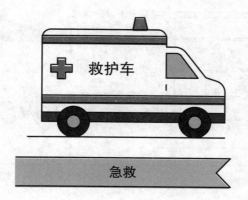

救护车

急救

发生场景

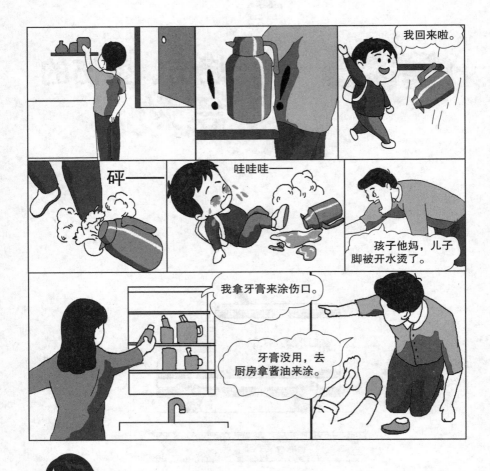

问题：烧伤或者烫伤后，在伤处涂牙膏、酱油是正确的吗？

答：不是。

1. 如果不小心烧、烫伤了，正确的现场处理方法是什么呢？

如果伤情不太严重，可以先按以下步骤自己处理：

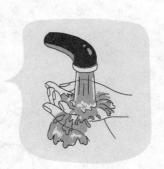

◆冲洗：用大量冷水持续冲洗或者在冷水中浸泡10~30分钟。

◆冷却：冲洗完皮肤后，你可以在上面放一块冷布，或者继续在冷水中浸泡患处皮肤。不要用冰直接接触患处皮肤，长时间接触冰块会造成冻伤。

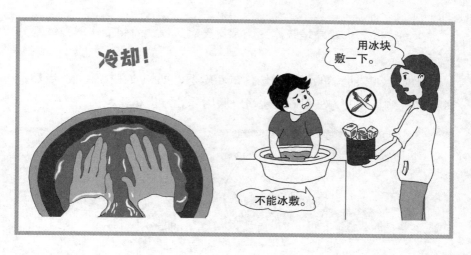

◆预防感染：如果损伤较深，受伤部位就会有被细菌或其他病原微生物感染的危险。为了防止感染，可以在患处涂抹芦荟凝胶或者抗生素软膏。如莫匹罗星软膏、红霉素软膏、夫西地酸乳膏。

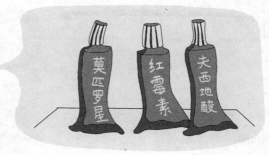

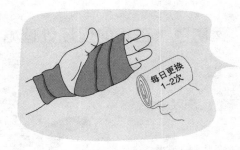

如果患处形成了水疱，就用干净的、不黏稠的绷带覆盖，每天更换1~2次。

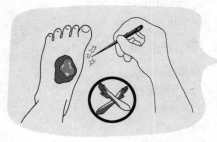

不要把水疱弄破，因为那样可能会导致感染。

◆治疗疼痛：如果是肢体受伤感觉疼痛，就试着将受伤的肢体部分抬高。

比如，如果是你的脚被烫伤，试着躺下，把脚放在枕头上。当然，如果非药物止痛的方法无效，也可以服用非处方止痛药。

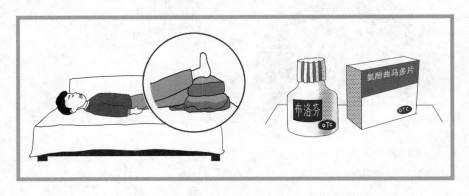

◆不要抓挠：抓挠会增加患处感染的风险。

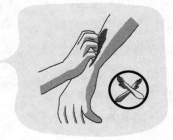

如果自己不能确定伤情是否严重，或者损伤包括了以下几种情况，就应尽快就医了：

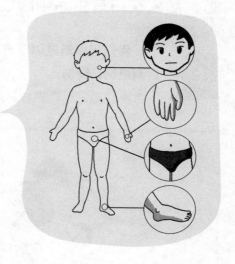

◆ 伤在脸、手、足或生殖器部位。

◆伤在关节处或靠近关节的部位，比如膝关节或肩关节。

◆全身多处受伤。

◆出现感染迹象，比如发热、患处皮肤越来越红、渗出脓液等。

◆5年内都没有注射过破伤风疫苗。

◆5岁以下或70岁以上的人，如果有任何皮肤烧/烫伤，均应去看医生。另外，免疫力低下的人，比如肿瘤患者，如果损伤程度深过皮肤表层，均应去看医生，获得专业治疗。

◆严重烧伤。

2. 其实，对于烧伤、烫伤，最重要的是做好预防，那么在日常生活中应如何预防呢？

我们可以通过以下方式来做好预防措施，让自己及家人远离烧伤、烫伤：

◆让孩子远离蜡烛、火柴以及打火机等物品。

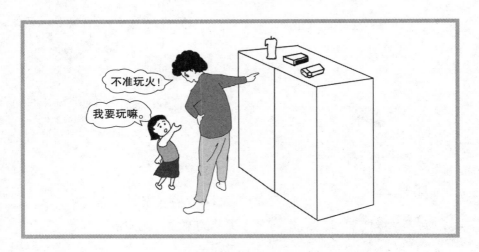

不准玩火！

我要玩嘛。

◆任何高温物体都不要放在桌子或炉子的边缘（包括食物或者温度高的锅碗瓢盆），以免自己或家人不小心碰触受伤。

◆如房间里需使用加湿器，应使用冷雾加湿器，而不是热雾或蒸汽加湿器。

◆让孩子远离热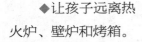火炉、壁炉和烤箱。

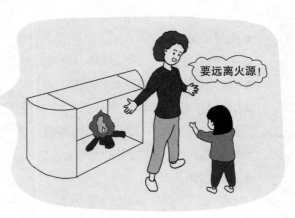

要远离火源！

◆确保家里有烟雾探测器。

◆夜间穿上不容易着火的衣服睡觉，棉衣是个不错的选择。

◆热水器温度设置不高于49℃。

◆如果汽车长时间放在阳光下，可以考虑用布盖住汽车座椅和安全带，以免进入车内后被烫伤。

◆长时间在日光直射环境里应使用防晒霜，避免晒伤。

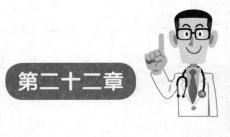

第二十二章 关节扭伤的 现场急救

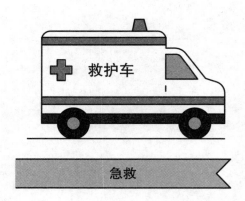

救护车

急救

发生场景

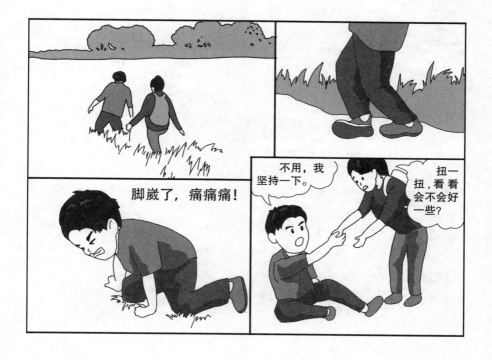

 问题：这种关节扭伤的处理方式对吗？

答：在日常生活中最常见的关节扭伤就是踝关节扭伤。今天我们就来学习一下发生踝关节扭伤现场应如何处理吧。

踝关节扭伤症状包括踝关节疼痛、压痛、肿胀和/或淤伤。部分患者会出现踝关节活动受到限制，甚至行走困难。

1. 轻度扭伤，用以下步骤处理即可：

◆尽量休息，如避免不了走动，可以使用拐杖。

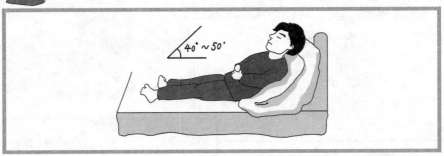

◆可以每隔1至2小时在脚踝上放冰袋，每次15分钟。冰袋（或其他冷物）与皮肤之间间隔一条薄毛巾。至少可以冰敷6小时，有时适当地延长冰敷时间至伤后2天，也会有所帮助。

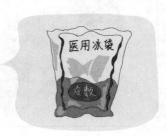

◆可以用弹性绷带包裹踝关节，给予受伤脚踝轻度压力，有助于减轻肿胀并支撑脚踝。要注意的是不要压力太大，否则会导致足部血流中断。

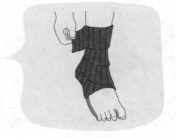

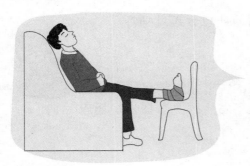

◆把受伤那只脚抬高，平躺时将脚放在枕头或毯子上，或者坐着时把脚放在桌子或椅子上。

2. 如果发生了严重扭伤，或者受伤后有以下症状者建议就医：

◆受伤脚踝无法承重或不稳定，无法行走。

◆受伤的脚踝看起来变形或弯曲。

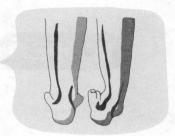

◆如不能确定伤情是否严重，也建议就医。

◆轻度损伤早期应减少或禁止受伤关节活动，严重扭伤甚至导致骨折时，禁止活动，应尽快就医。

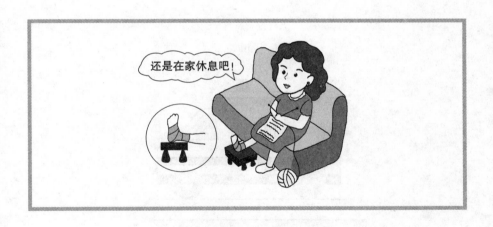

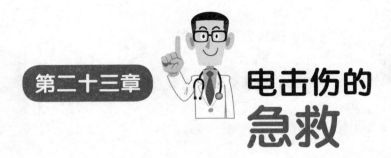

第二十三章　电击伤的 **急救**

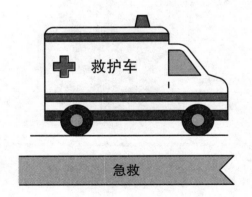

救护车

急救

发生场景

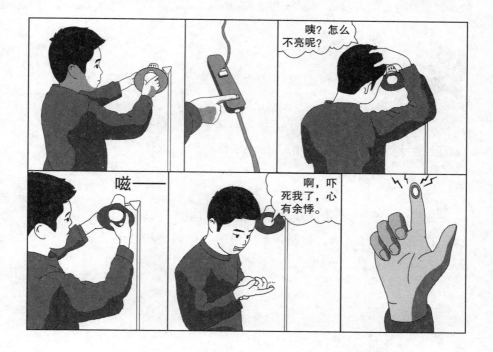

问题：爸爸最可能是出现什么情况了呢？

答：最可能的情况是被电击伤了。

电击伤最常见的表现有哪些？正确的现场处理方法是什么呢？

1）全身表现

轻度：仅出现肌肉收缩、惊恐、面色苍白、头痛、头晕、心悸等。

重度：意识丧失、休克、心跳和呼吸骤停。有些严重电击伤者在受伤当时症状可能不严重，1小时后病情却可能突然恶化。

2）局部表现

低压电击伤：所致的烧伤创面常见于电流入口与出口，伤口面积小，直径为0.5~2厘米，呈椭圆形或圆形，焦黄或灰白色，干燥，边缘整齐，与健康皮肤分界清晰，一般不伤及内脏。

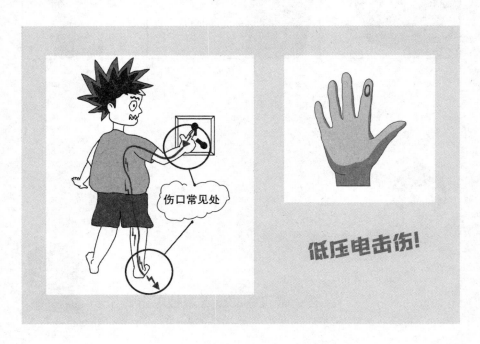

伤口常见处

低压电击伤！

高压电击伤：严重烧伤创面常见于电流入口及出口部位，皮肤入口灼伤比出口严重，要注意的是，入口与出口可能都不止一个，烧伤部位的组织会焦化。电击伤创面最突出特点是皮肤的创面很小，而皮肤下深度组织的损伤却很广泛。

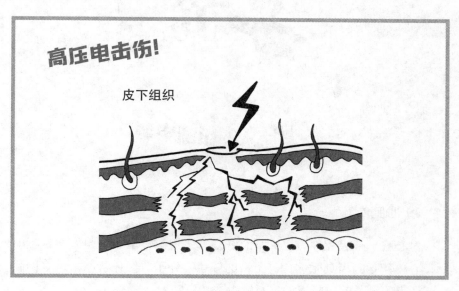

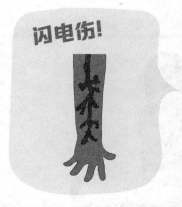

闪电伤：皮肤上可出现微红的树枝样或细条状样的条纹，这是电流沿着或穿过皮肤所致的1度或2度烧伤。

处理方法：

1）脱离电源

首先必须确保现场施救者自身的安全。施救者应在第一时间切断电源，或使用绝缘物（如木棍）使触电者与电源分离，或采取保护措施将伤者搬离危险区。

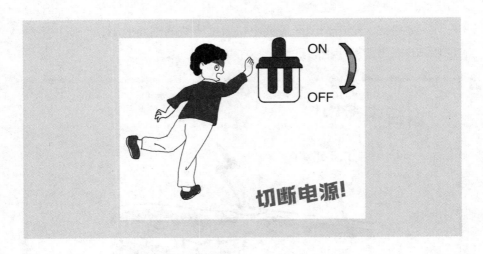

2）心肺复苏

对心脏、呼吸骤停者立即行心肺复苏（见第十章）。少数伤者触电后，心跳和呼吸极其微弱，甚至暂时停止，处于"假死状态"。这种情况要认真鉴别，不可轻易放弃对触电者的抢救。

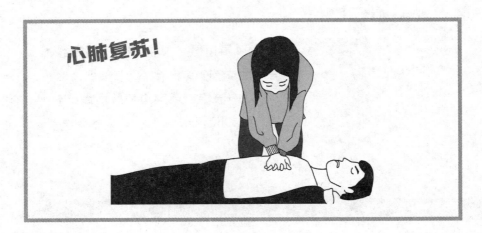

3）如何预防

（1）严格执行电业安全工作规程：严格遵守安全生产的组织与技术措施。电器的安装和使用必须符合标准，定期检查和维修。推广使用触电保护器。严禁私拉电线和在电线旁晒衣被。火警报警时应先切断电源。

（2）防止跨步电压电击伤：当电线落地时，人与落地点保持室内4米、室外8米以上安全距离，若小于上述距离，应单脚跳跃或双脚并小步迅速离开不安全区域。进入不安全区域应穿绝缘鞋。

（3）防止雷电击伤：雷雨时不能在高压电线附近作业，不得靠近避雷器，不要在树下避雨，不撑铁柄伞，避免停留在高地，应平躺，家中切断外接天线。

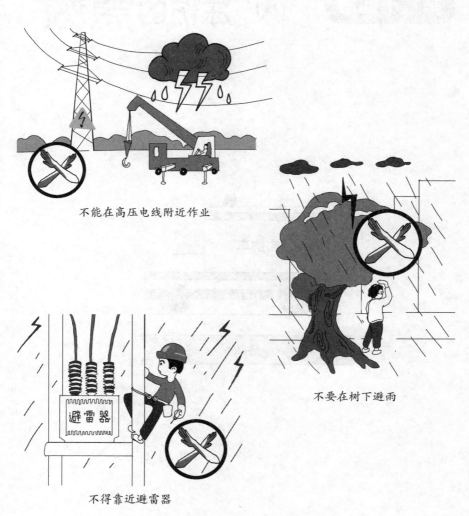

不能在高压电线附近作业

不要在树下避雨

不得靠近避雷器

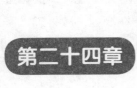 第二十四章 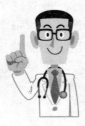 冻伤的**急救**

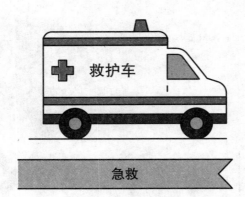

发生场景

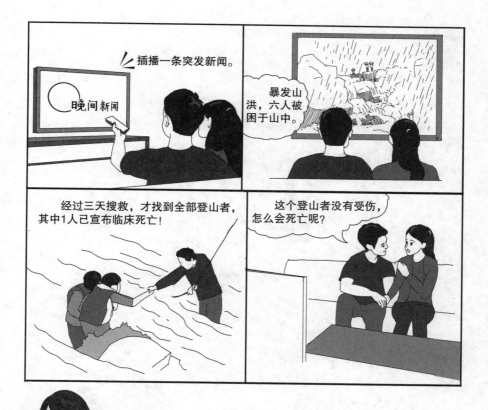

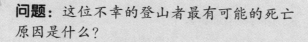

问题: 这位不幸的登山者最有可能的死亡原因是什么?

答: 最有可能的死亡原因是严重冻伤。

什么是冻伤呢？正确的现场处理方法是什么呢？让我们一起来学习吧。

定义:

1）冻伤

冻伤是低温作用于机体引起局部乃至全身的损伤。零点温度以上的低温环境造成的损伤称非冻结性冻伤，零点温度以下造成的损伤称冻结性冻伤。

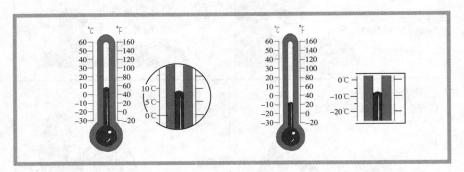

2）冻僵

冻僵又称意外低体温，是指处在寒冷环境中，机体中心体温低于35℃，伴随以神经和心血管系统损伤为主要表现的全身性疾病。

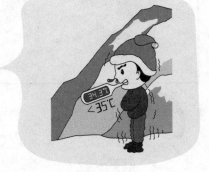

3）非冻结性冻伤

非冻结性冻伤指长时间暴露于0~10℃的低温、潮湿环境中造成的身体局部损伤。此类损伤无冻结性病理改变，日常生活中最常见的非冻结性损伤就是冻疮。冻疮是由于反复暴露于低温环境引起的慢性真皮血管炎，导致毛细血管系统出现功能障碍。冻疮好发于手指、手背、足趾、足跟、耳郭、面颊，局部表现为

134

红斑、水肿，伴大小不等的结节，感觉异常、灼痒、胀痛，有时可出现水疱，水疱破溃后形成浅溃疡，渗出浆液，可继发感染化脓。

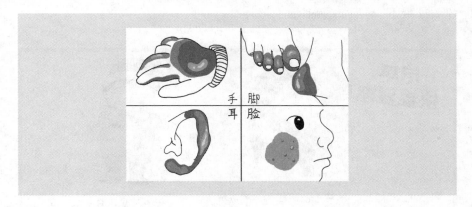

4）冻结性冻伤

冻结性冻伤包括局部冻伤和全身冻伤（冻僵），大多发生于意外事故或战时。当身体的组织温度降至冰点以下（皮肤暴露温度降至-5℃以下）时就会发生冻结，形成冰晶体。冻僵常发生于暴风雪、冰水环境中，表现为低体温及多器官损伤。

处理方法：

◆迅速脱离寒冷环境。

◆保暖，尽早、快速复温：

（1）立即进行温水快速复温，水温应控制在37~39℃，水温超过39℃并不会使复温时间缩短，相反会使病人疼痛加剧，影响复温效果；水温超过42℃时会造成额外损伤。将冻伤的肢体浸泡在温水中，直到冻区皮肤转红，尤其是指（趾）甲床潮红，组织变软

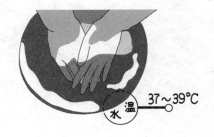

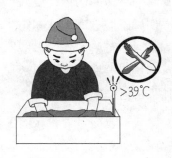

为止，时间不宜过长。对于颜面冻伤，可用温湿毛巾局部热敷。

（2）在无温水的条件下，可将冻肢置于自身或救护者的温暖体部，如腋下、腹部或胸部。

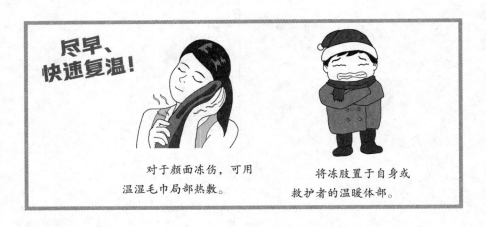

对于颜面冻伤，可用温湿毛巾局部热敷。

将冻肢置于自身或救护者的温暖体部。

（3）严禁火烤、雪搓、冷水浸泡或猛力捶打冻伤部位。

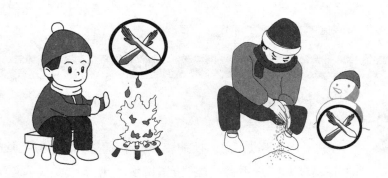

◆局部涂抹冻伤膏：复温后，冻伤局部应立即涂抹冻伤外用药膏，可适当涂厚，指（趾）间均需涂抹，并无菌敷料包扎，每日换药1~2次。

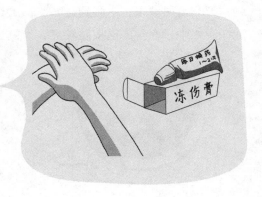

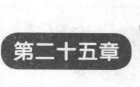

第二十五章

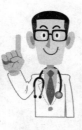

小儿头外伤的
急救

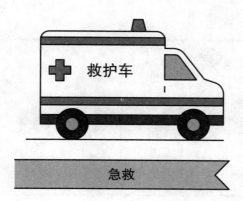

救护车

急救

发生场景

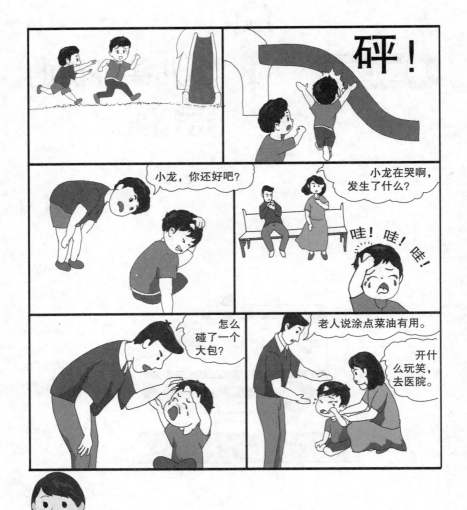

问题：头碰伤的部位涂菜油的做法正确吗？

答：不正确。

儿童头外伤什么情况下应该去医院呢?

　　如果头外伤的儿童受伤严重或在伤后72小时内出现以下体征或症状,则应到医院进行评估:

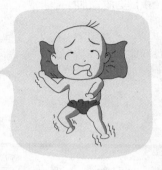

　　　　　　　　(1)癫痫或抽搐。

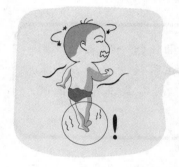

　　　　　　　(2)复视、行动迟缓或步态异常。

　　(3)昏迷、意识障碍。
　　(4)四肢乏力或疼痛。
　　(5)怀疑颅骨骨折(可扪及骨折、"熊猫眼征"或打斗迹象)。

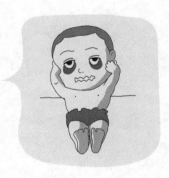

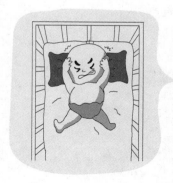

　　　　　　　　(6)呕吐、严重头痛。

（7）行动异常，包括嗜睡、烦躁、好斗等。

（8）患者如果为2岁以下儿童，其父母认为其行为异常。

（9）头皮血肿。

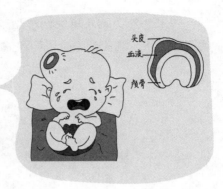

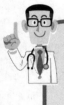

　　如果儿童头部受伤后没有以上任何一项表现，则暂时不需要到医院接受评估，可在家接受观察。如果在观察过程中出现了上述症状，则需要立即去医院就诊。

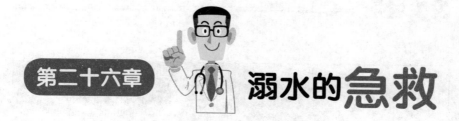

第二十六章 溺水的急救

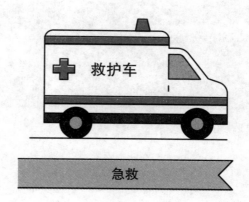

救护车

急救

发生场景

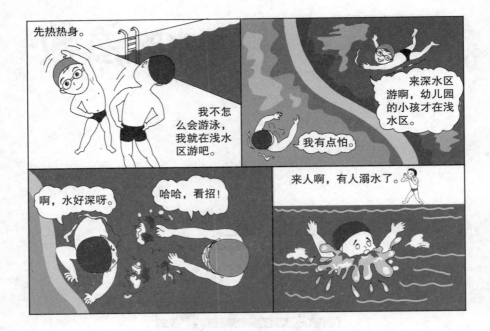

问题：不会游泳的人到深水区游泳对吗？

答：不对。

1. 如果不小心溺水了，应该如何自救呢?

除呼救外，落水后应立即屏住呼吸，踢掉双鞋，然后放松肢体，当你感觉开始上浮时，尽可能地保持仰卧位，使头部后仰，使鼻部可露出水面呼吸。

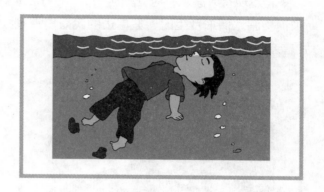

呼吸时尽量用嘴吸气、用鼻呼气，以防呛水。呼气要浅，吸气要深。因为深吸气时，人体比重降到0.967，比水略轻，因为肺脏就像一个大气囊，屏气后人的比重比水轻，可浮出水面（呼气时人体比重为1.057，比水略重）。

千万不要试图将整个头部伸出水面，这将是一个致命的错误，因为对于不会游泳的人来说将头伸出水面是不可能的，这种必然失败的做法将使落水者更加紧张和被动。

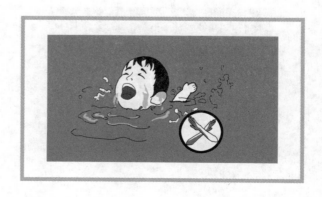

2. 如果遇到别人溺水了，正确的现场处理方法是什么呢？

◆如果你未受过专业急救训练或未领有救生证，切记不要轻易下水救人。谨记一点：会游泳并不代表你会救人。

◆若发现有人溺水，应立刻通知119，与当地救难人员协助求援。溺水情形发生时，在岸边的民众不宜直接下水，最好的救援方式是丢绑绳索的救生圈或长竿类的东西。

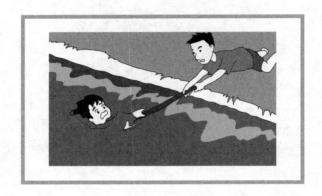

◆抢救溺水者需要入水，须先脱衣解裤，以免被溺水者缠往而无法脱身。游到溺水者面前3~5米，先吸大口气潜入水底从溺水者背后施救，才不至于被对方困住。

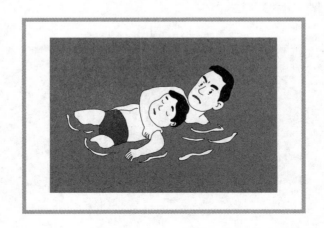

◆在水中施救者要托着溺水者的头颈与上背，使溺水者头颈与背部呈一条直线，维持脸朝上并露出水面。若溺水者呼吸不理想，专业救生人员可在漂浮救援设施的支持下实施水中通气。不建议非专业救生人员在水中为淹溺者进行人工呼吸。

3. 如果溺水者已经被救了上来，我们要对他进行急救。

我们可以通过以下方式来做好施救（ABC流程）：

（1）迅速清除溺水者口、鼻中的污泥、杂草及分泌物，使其保持呼吸道通畅，以避免堵塞呼吸道。

（2）进行口对口人工呼吸2次。

（3）心脏按压，按压频率为每分钟100~120次，按压深度为5~6厘米。

（4）尽快联系急救中心或送去医院。

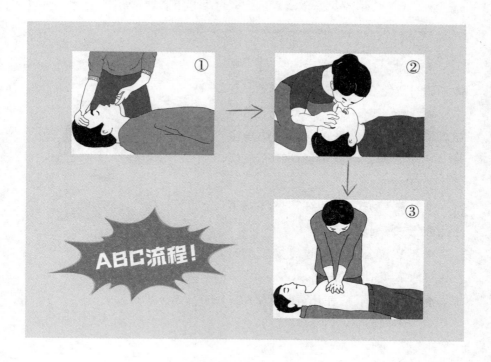

4. 我们该如何预防溺水呢?

 　　我们应根据水源地情况制定有针对性的淹溺预防措施,包括安置醒目的安全标识或警告牌,救生员要经过专业培训。

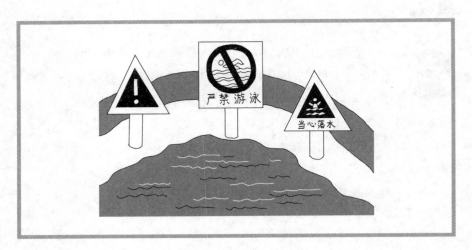

　　◆过饱、空腹、酒后、药后、身体不适时避免下水或进行水上活动。

　　◆儿童、老年人、伤残人士避免单独接近水源。游泳前应做好热身步骤、适应水温,以减少抽筋和心脏病发作的可能性。

　　◆远离激流,避免在自然环境下使用充气式游泳圈。

　　◆不建议公众使用过度换气的方法进行水下闭气前的准备。

　　◆如有可能,应在儿童期就尽早开始进行游泳训练。

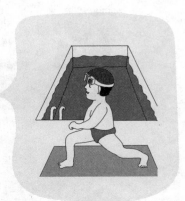

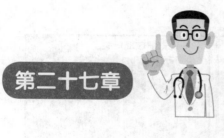

第二十七章 煤气中毒的
现场急救

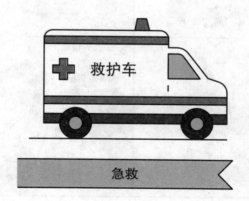

救护车

急救

发生场景

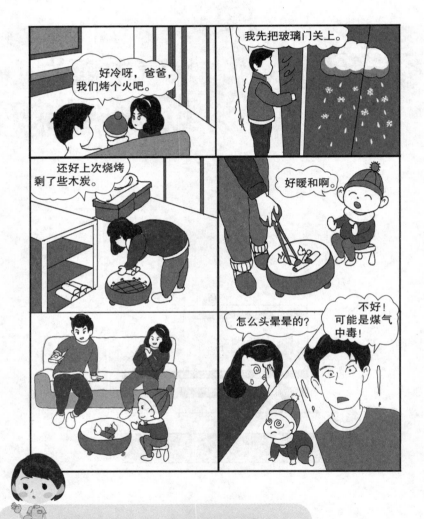

问题：在家烤火取暖时紧闭窗户，这种做法正确吗？

答：不正确！这种做法容易导致煤气中毒！

1. 如果不小心煤气中毒了，正确的现场处理方法是什么呢？

◆开窗呼救。感觉自己有中毒迹象，应打开门窗呼吸新鲜空气，高声呼救，迅速撤离现场。在高浓度一氧化碳环境内，尽量不开关电器，以免引起火星，发生爆炸。

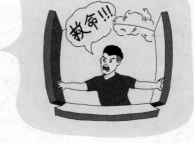

◆宽衣解扣。发现他人中毒，情况允许时应尽早关闭煤气源，立即开窗通风，将患者抬离中毒现场。及时为患者松解衣扣，保证其呼吸通畅，并注意保暖。

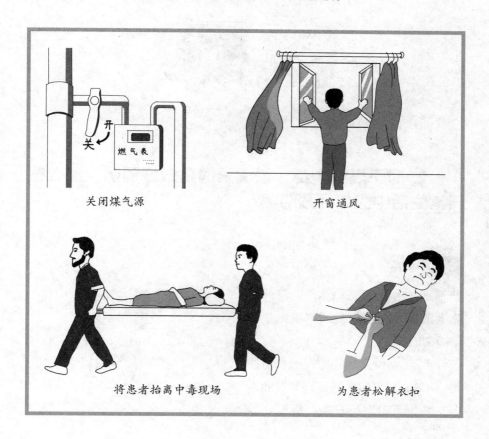

关闭煤气源

开窗通风

将患者抬离中毒现场

为患者松解衣扣

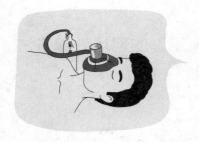

◆静养吸氧。患者需安静休息，尽量减少心肺负担和耗氧量。如有条件，应对患者人工输氧。

◆侧向呕吐。患者若呕吐，应立即将其抬离中毒现场，为患者松解衣扣，实施急救。头部偏向一侧，及时清理其口、鼻内的分泌物，以免患者误吸，导致窒息。

◆心肺复苏。立即呼叫120，若患者呼吸、心跳微弱甚至停止，应立即实施心肺复苏术，直到医务人员到来。

◆高压氧舱。应将煤气中毒者送往配有高压氧舱的医院，以利于抢救，减少后遗症。

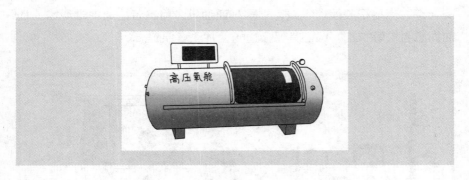

2. 对于煤气中毒，最重要的是做好预防，那么在日常生活中应如何预防呢？

（1）不使用淘汰的热水器，如直排式热水器和烟道式热水器，这两种热水器都是国家明文规定禁止生产和销售的。

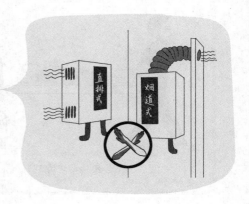

（2）不使用超期服役热水器。

（3）安装热水器最好请专业人士安装，不得自行安装、拆除、改装燃具。

（4）冬天洗澡时浴室门窗不要紧闭，洗澡时间不要过长。

（5）可以安装家用一氧化碳监测器。

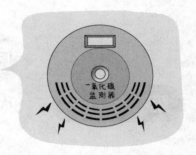

（6）绝对不用桶、盆或没有烟囱的煤炉在室内直接取暖。煤炉不要直接安放在卧室。室内生火取暖要定时通风换气。居室内的火炉要安装管道、烟囱，其室内结构要严密，防止泄漏，室外结构要通风良好。

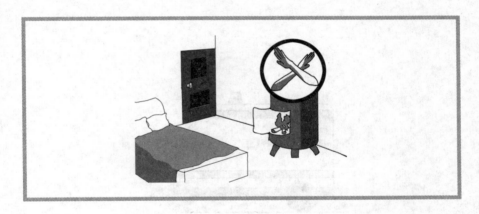

（7）使用车内空调时，不能将车窗全部关闭，应适当保持车内通风。

（8）使用煤气或产生煤气的车间、厂房要加强通风，配备一氧化碳浓度监测、报警设施。进入高浓度一氧化碳环境内执行紧急任务时，要戴好特制的一氧化碳防护面具。

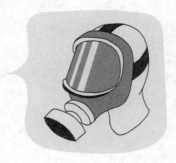

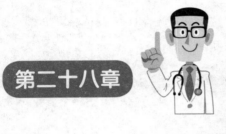

第二十八章 破伤风的预防与**急救**

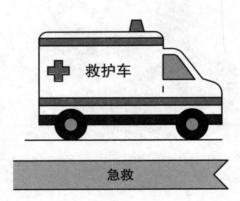

发生场景

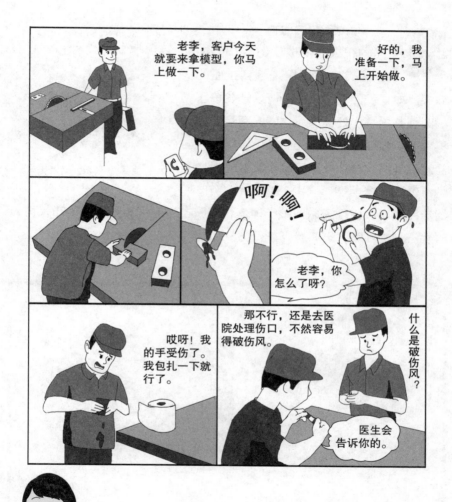

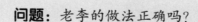

问题：老李的做法正确吗？

答：不正确。

1. 如果你受了外伤，正确的现场处理方法是什么呢？

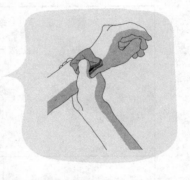

　　首先需要止血，可以用干净的布或绷带按压伤口15分钟左右，通过按压来起到止血的效果。如果仍然无法止血，可以延长按压的时间并抬高伤处，然后立即去医院。如果离医院较远，可在血止住以后，用生理盐水或清水冲洗，冲洗后使用碘伏消毒，消毒范围应覆盖伤口周围3~5厘米。伤口清洁完后可以使用无菌的纱布覆盖，用胶布或绷带等固定好纱布，再去医院进一步处理。伤口最好在受伤6小时以内及时处理。

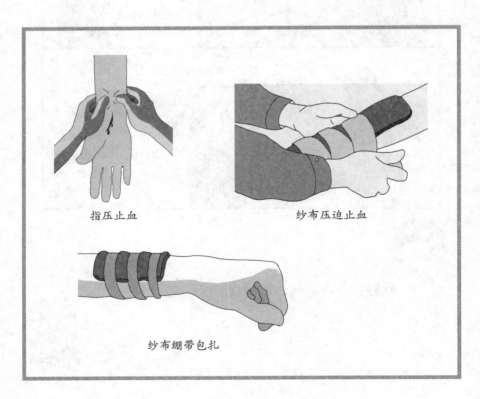

指压止血　　　　　　　　　　纱布压迫止血

纱布绷带包扎

2.得了破伤风以后主要有哪些临床表现呢?

发病前可有全身乏力、头晕、头痛、咀嚼无力、局部肌肉发紧等症状。随后可出现牙关紧闭、苦笑脸、全身性肌强直,严重时出现角弓反张、痉挛和抽搐等症状。病情严重者,可出现血压不稳定、心动过缓、心动过速、心律失常、出汗等,甚至呼吸、心跳停止。

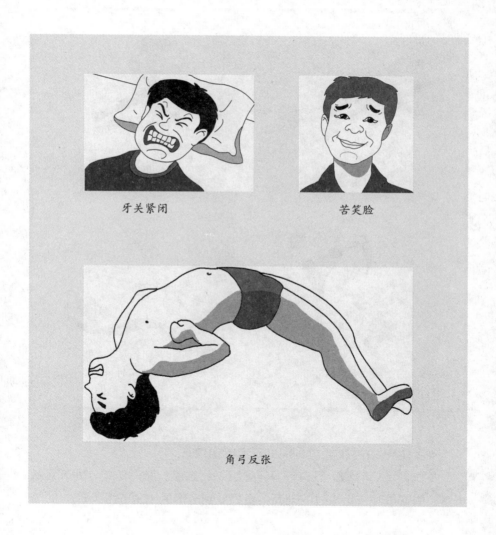

牙关紧闭

苦笑脸

角弓反张

3. 什么样的伤口容易得破伤风?

患者受伤后,如果有开放性的伤口,破伤风梭菌及其毒素就能通过破损的伤口侵入人体。例如:

◆开放性骨折、含铁锈物器所致的损伤、伤口小而深的刺伤、火器伤。

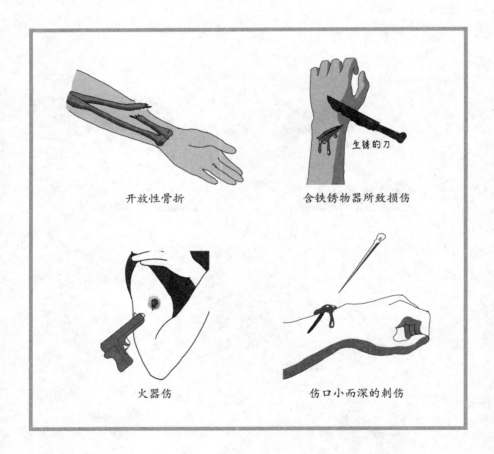

开放性骨折

含铁锈物器所致损伤

生锈的刀

火器伤

伤口小而深的刺伤

◆受伤超过6小时,处理时间延迟的伤口。

◆伤处可见异物,且有较多坏死组织、感染流脓的伤口,尤其是被土壤、粪便或唾液污染过的创面,更易受到破伤风梭菌的污染。

小儿破伤风患者常见致病因素为：

◆手脚刺伤后继发破伤风感染，最为常见。

◆不清洁条件下分娩的新生儿。

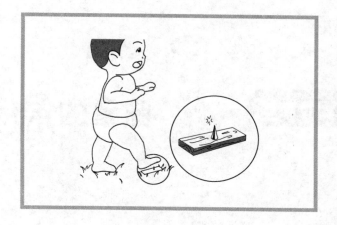

　　中耳炎、压疮、拔牙及宫内放环等均有引起本病的可能。吸毒人员可因使用被污染的注射器静脉注射毒品而患破伤风。

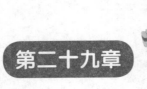 第二十九章 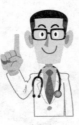 眩晕的**急救**

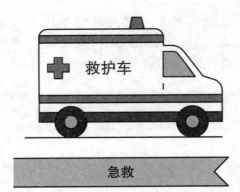

救护车

急救

发生场景

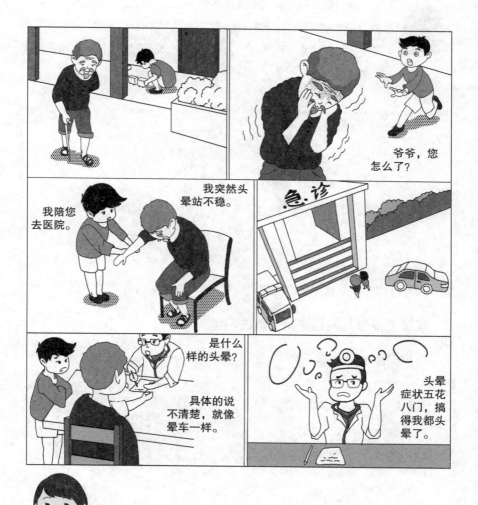

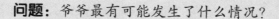

问题：爷爷最有可能发生了什么情况？

答：最有可能的情况是发生了眩晕。

1. 下面我们先了解一下眩晕的分类。

眩晕的发生与我们身体的平衡系统发生问题有关。维持正常的空间位置感依靠视觉、深感觉和前庭系统，这三部分称为"平衡三联"，任何一个环节发生障碍，都会引起眩晕。

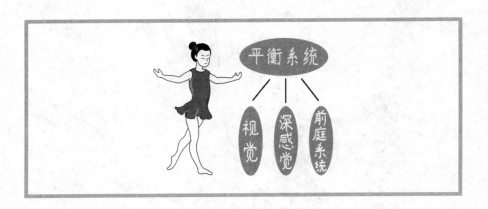

眩晕主要分为周围性及中枢性两种：

◆周围性眩晕：脑干神经核以下的病变，绝大多数系耳部疾患引起，主要损伤内耳接收装置及前庭蜗神经。这种情况占眩晕患者的30%~50%。

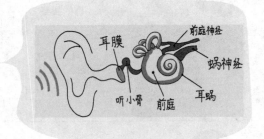

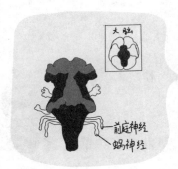

◆中枢性眩晕：脑干、小脑神经核以及核上性病变引起，以损伤前庭信号向中枢的传导通路为主。这种情况占眩晕患者的20%~30%。

2. 周围性眩晕和中枢性眩晕的鉴别：

从表现上来说：

◆周围性眩晕症状重，持续时间短；头位或体位改变时，眩晕症状加重；常伴严重的恶心、呕吐、出汗；可出现耳鸣、听力下降。

◆中枢性眩晕程度较轻，持续时间长；头位或体位改变时，眩晕症状加剧不明显；前庭功能试验反应正常；自主神经功能症状不明显，耳鸣、听力下降不明显；常伴有复视、一侧凝视、四肢协调障碍、感觉丧失、肌力下降等，这些在周围性眩晕中不会出现。

3. 接下来我们了解一下眩晕发作的家庭急救方法！

◆ 立即停止活动，就近平卧或倚靠椅子、沙发，闭目休息。

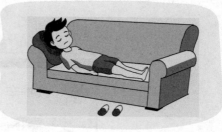

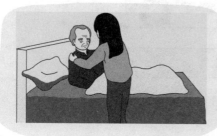

◆改变姿势时要切记动作缓慢，下床活动时需有人在旁协助、防跌倒。

◆为了防止和减少眩晕发作，平时应注意生活要有规律，避免过度疲劳，应控制血压和适当地增加体力锻炼；有眩晕史者，不要单独外出，更不要登高或骑自行车，以免发生意外。

◆如有必要，送至医院就诊或拨打120求救。

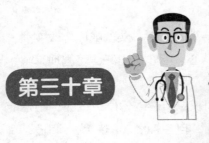

第三十章 有机磷农药中毒的 **急救**

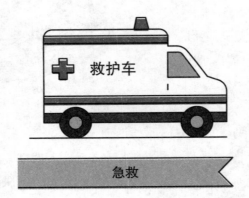

救护车

急救

发生场景

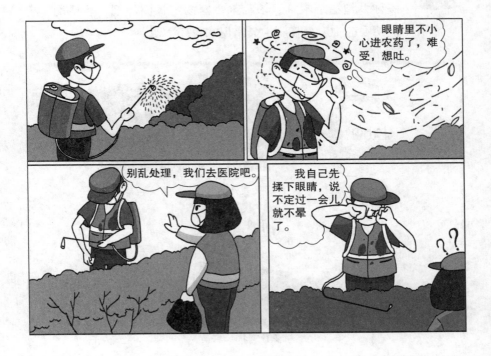

 问题：如果不小心接触了农药，先用手擦拭，对吗？

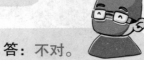 **答：**不对。

让我们一起来学习以下内容吧。

农药是指在农业生产中，为保障、促进植物和农作物的成长所施用的杀虫、杀菌、杀灭有害动物或杂草的一类药物统称，包括杀虫剂、杀菌剂、植物生长调节剂、除草剂。有机磷农药中毒是临床中最常见的农药中毒。

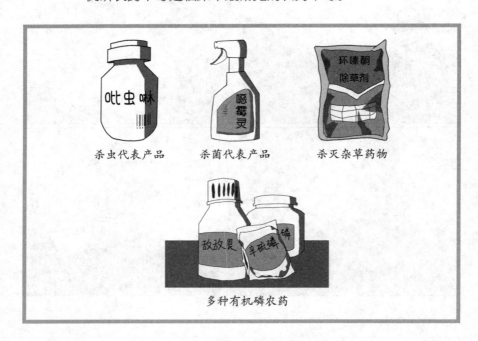

杀虫代表产品　　　　杀菌代表产品　　　　杀灭杂草药物

多种有机磷农药

如果自己或他人不小心接触、误服了有机磷农药，或故意吞服了有机磷农药，应尽早实施现场急救：

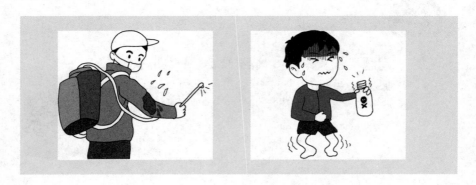

（1）对于皮肤接触有机磷农药者，应及时脱去被污染的衣服，避免继续经皮肤吸收，并在现场用大量清水反复冲洗接触部位。

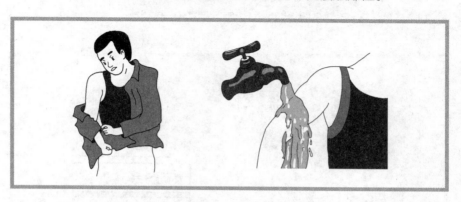

（2）若眼睛内溅入有机磷农药，应立即用淡盐水或清水连续冲洗，避免揉眼。

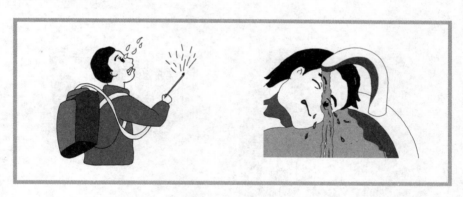

（3）针对意识清醒的口服有机磷农药患者，应尽早在现场反复实施催吐。但是，对于昏迷的患者，禁止催吐，因为此举可能会使呕吐物进入气道并导致窒息。

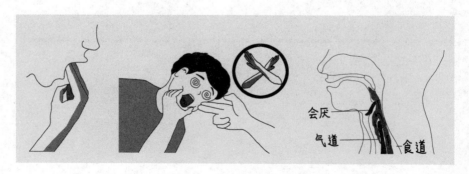

对于大量接触有机磷农药或吞服有机磷农药的患者，应尽快将其送至医院。医生会给患者实施洗胃、导泻，甚至血液净化等治疗，尽可能地清除毒物，有条件的医院医生也会尽早给患者使用特效解毒剂。

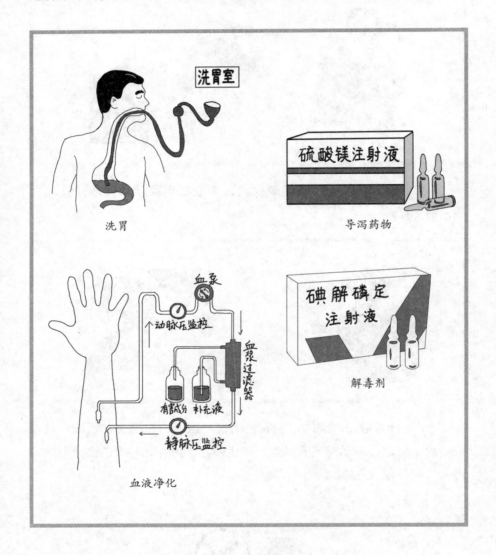

洗胃室

洗胃

硫酸镁注射液

导泻药物

血泵

↑动脉压监控

血浆过滤器

有效分 补充液

←

静脉压监控

血液净化

碘解磷定注射液

解毒剂

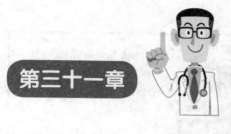

第三十一章 误服强酸或强碱的急救

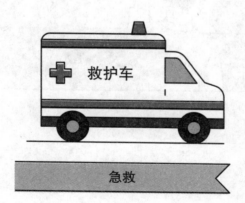

救护车

急救

发生场景

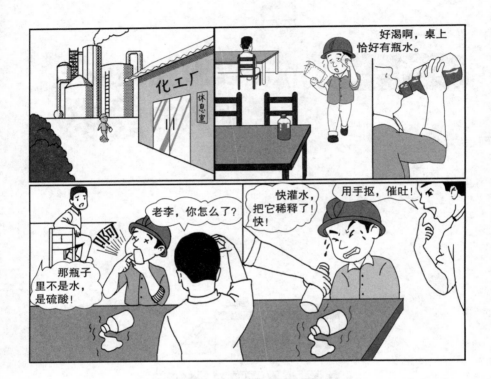

问题： 如果不小心误服了强酸或强碱类液体，是应该喝水稀释还是催吐呢？还是有其他的急救办法呢？

答： 让我们来学习一下正确的急救方法吧！

1. 如果不小心误服了强酸或强碱等腐蚀性物质，会出现以下一个或多个临床表现：

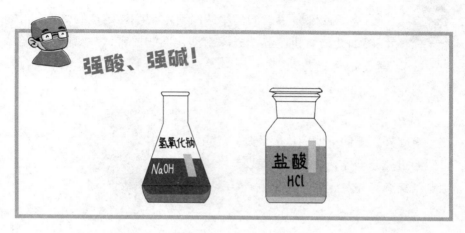

强酸、强碱！

氢氧化钠 NaOH

盐酸 HCl

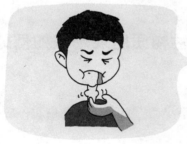

◆流口水、吞咽困难。

◆病情严重者口腔、喉部、胸部或腹部早期即可出现疼痛、呕吐等症状，有时可见口腔黏膜出血、呕血等。

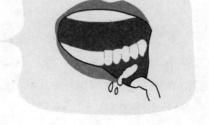

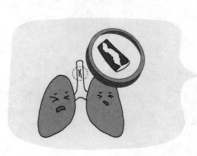

◆如果腐蚀性物质累及气道，会出现咳嗽、气促、喘鸣等症状。

2. 可能会出现的体征包括：

◆口腔内黏膜等组织可能会出现红肿。

◆即使部分患者损伤早期没有发现明显的口腔灼伤，也许腐蚀性液体也已经造成深部消化道的损害，严重时甚至会导致食管或胃穿孔。

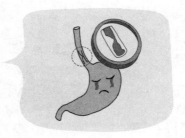

◆此外，即使早期症状很轻并且已经过充分治疗，数周后仍有发生食管狭窄等并发症的可能。

3. 不小心吞食了腐蚀性物质后现场该如何处理呢？

◆如果在日常生活中不小心吞食了腐蚀性物质，应尽快就医！

◆现场口服牛奶或者水，几分钟内可以起到稀释作用。但如果吞食的是固体腐蚀剂，则可能会有延迟的稀释作用。

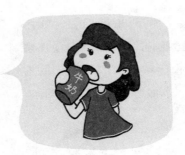

◆如果出现恶心、流口水、喘鸣或腹胀等症状时，就应避免口服任何液体或固体食物，尽快就医。经过医生检查，如果发生了食管或胃穿孔，就需使用抗生素或进行外科手术治疗了。

4. 吞食强酸或强碱后，以下几点是不能做的：

◆催吐。

◆洗胃。

◆用碱性物质来中和酸性腐蚀物或用酸性物质来中和碱性腐蚀物，此举可能加重损伤。

◆口服活性炭，因为其可能会穿透消化道损伤组织。

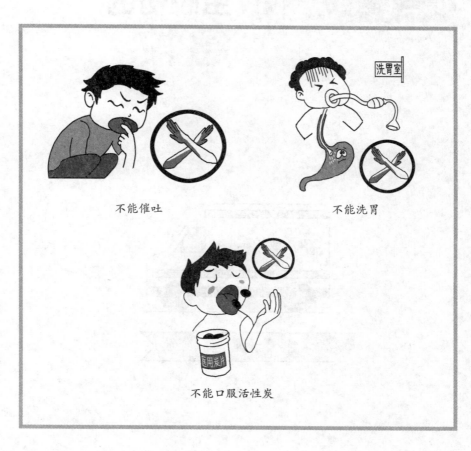

不能催吐

不能洗胃

不能口服活性炭

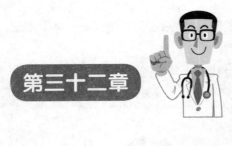

第三十二章 虫咬伤的**急救**

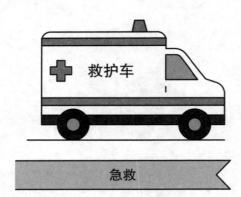

救护车

急救

发生场景

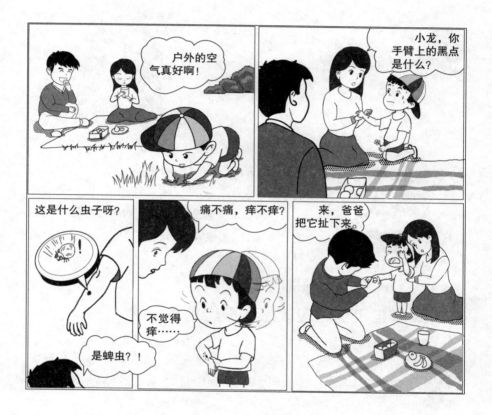

 问题：小龙爸爸做得对吗？

答：不对，有些虫子是不能直接拽下来的。

1. 让我们来学习一下吧。首先，我们先了解一下蜱虫。

每年4—10月都是蜱虫的活跃期。

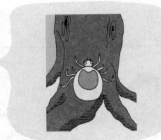

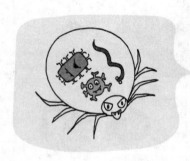

成虫爬行在草根、树根、畜舍等处，当人类裸露的皮肤与之接触时，蜱虫就会爬附在人体皮肤上。蜱虫不仅可咬伤皮肤吸血，而且是很多病原体感染的媒介，如：螺旋体、立克次体、病毒、细菌。

2. 蜱虫咬伤后应该怎么取出虫体?

首先，蜱虫叮咬人体时，常常将头部和口器深入皮肤里，强行扯出或拍死虫子，会导致头部或口器残留于皮肤里，会刺激释放更多的神经毒素和过敏物质进入体内，诱发蜱虫瘫痪或过敏反应。

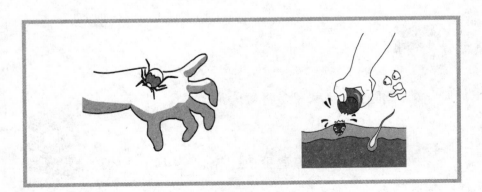

可用尖头镊子夹住蜱虫近口部，尽量靠近皮肤，向上轻轻提取，缓慢用力，避免将蜱虫取断。

取出虫体后，用碘伏或酒精局部消毒叮咬处。

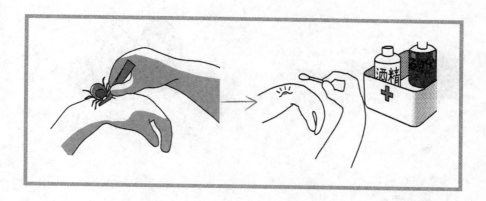

有报道提出使用酒精、凡士林、煤油等涂抹使蜱虫窒息的方法，但目前研究认为这种办法没有确切的证据可以有效取下蜱虫。也有经验提出用烟头、香烟熏烫蜱虫，但容易不慎烫伤皮肤，因此也不推荐。如果没有完全取出，应立即到医院就诊取出。

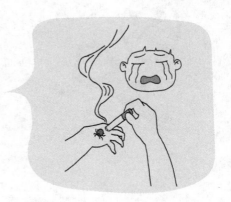

3. 蜱虫取出后还需要哪些注意事项?

蜱虫口器中带有多种病原体和过敏物质，被咬伤后，这些物质可能会进入人体的血液循环，部分人会很快出现过敏性皮疹等过敏反应，部分人可能会有一到两周的潜伏期，所以在这段时间里仍需进一步观察治疗。如果出现发热、出血、意识模糊等情况，就要尽快到医院检查。

4. 野外游玩时怎么预防被蜱虫叮咬?

（1）可在裸露皮肤上涂抹驱避剂，如驱蚊液或花露水。

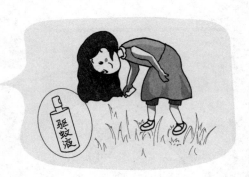

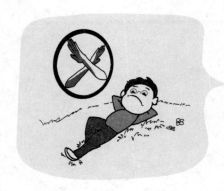

（2）不要随意在草地上躺卧。

（3）进入林区，最好穿长裤，务必扎紧裤腿，尽量不要光脚在草丛中走。林区徒步时可穿连帽衣，带上帽子。衣服和帐篷等露营装备用杀虫剂浸泡或喷洒后使用。

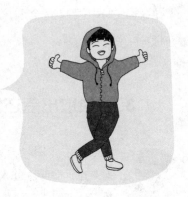

（4）野外活动结束后，自己仔细检查或相互检查身体和衣物是否有蜱虫叮入或附着在皮肤上。如果带宠物出游的，仔细检查宠物身上是否携带有蜱虫，发现蜱虫后立即清除，切勿将蜱虫带回家。

5. 野外活动时，除了前面讲的蜱虫，还有其他可能出现的毒虫咬伤情况。

1）蜈蚣咬伤

蜈蚣喜欢阴暗潮湿的环境。在室内，蜈蚣常藏身在地上的衣物或鞋子里；在野外，常藏身于杂草之中。蜈蚣头部有一对毒牙，与毒腺相连，可分泌类似蜂毒的有害物质，包括组胺类物质和溶血蛋白质等。

蜈蚣咬伤后的表现：毒液进入皮下，可表现为局部两个淤点，伴红肿、疼痛、瘙痒，严重者的受伤部位可出现水疱、淤斑和坏死；全身反应可表现为发热、恶心、呕吐、抽搐，严重者出现少尿、无尿等肾衰竭的表现，有的表现为过敏性休克，危及生命。

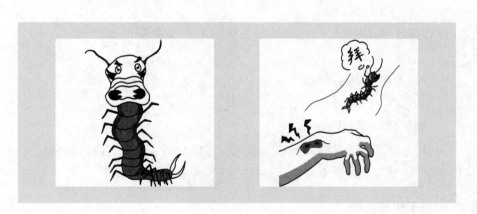

蜈蚣咬伤后的急救：

（1）立即用肥皂水或清水冲洗被咬伤处，因为蜈蚣毒液是酸性的，碱性的肥皂水可以中和破坏其毒素。同时注意不宜挤压、吮吸出毒液。

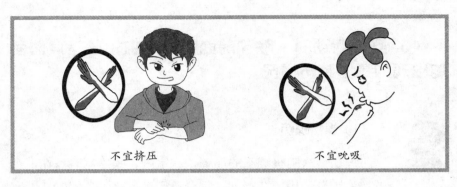

不宜挤压　　　　　　　　　不宜吮吸

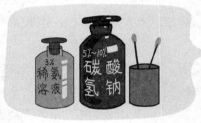

（2）局部涂抹3%稀氨溶液或5%~10%碳酸氢钠溶液。

（3）受伤部位肿胀者，可冷敷以减轻疼痛。

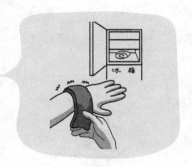

（4）应尽快送医就诊。

如何预防蜈蚣咬伤？

1.定期清除居住环境周围的垃圾，保持室内干燥，避免堆积物品。

2.室外尽量避免穿暴露脚趾头的鞋进入草丛。

2）蚂蚁咬伤

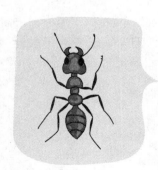

蚂蚁咬伤皮肤，会将毒囊内的毒液注入皮下，引发局部和全身反应。值得警惕的是，近年来国外火红蚁咬伤致死的病例越来越多。

蚂蚁咬伤的表现，可表现为局部红肿、疼痛、瘙痒、水疱、皮疹或脓疱等；全身性表现为过敏性休克，甚至死亡。

6. 被蚂蚁咬伤，有哪些现场处理的办法呢?

（1）迅速脱离蚂蚁巢穴处。

（2）局部用肥皂水、10%氨溶液或5%~10%碳酸氢钠溶液冲洗咬伤处。

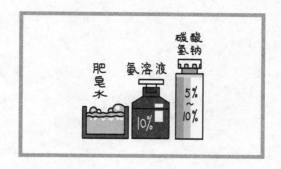

（3）局部肿胀者，可冷敷以减轻疼痛。

（4）可以用含糖皮质激素类药膏或止痒水外涂。

（5）咬伤处如果出现脓疱，不要挤破，以免继发感染。

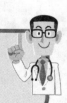

在野外游玩时要穿长袖长裤，遇到蚁穴迅速远离，避免激惹蚂蚁后被蚂蚁咬伤。